Daniela Latzko

SELBSTHILFE

MIT BACHBLÜTEN

ISBN 978-3-99025-213-0

A-4020 Linz
www.freya.at

Layout: freya_art, Christina Diwold

Fotomaterial:
Pflanzenfotos von Christine Schumann
Coverfoto von Norbert Griebl
© Shutterstock: Angie Makes, Mukhina Viktoriia, Anastasiia Malinich, Aleks Melnik, Jaromir Klein, TippaPatt, olies, Dani Vincek, Valentin Agapov, Spasta, All pattern
© Fotolia: cherezoff, pun photo

printed in EU

Die Inhalte dieses Buches stellen trotz sorgfältiger Recherche und eigenen Erfahrungswerten keinesfalls einen Anspruch auf Vollständigkeit und/oder Richtigkeit im schulmedizinischen Verständnis. Bei Beschwerden ist eine Abklärungen mit dem/der Arzt/Ärztin empfohlen.

FSC www.fsc.org MIX Papier aus verantwortungsvollen Quellen FSC® C014138

Daniela Latzko

SELBSTHILFE

MIT BACHBLÜTEN

freya

Inhalt

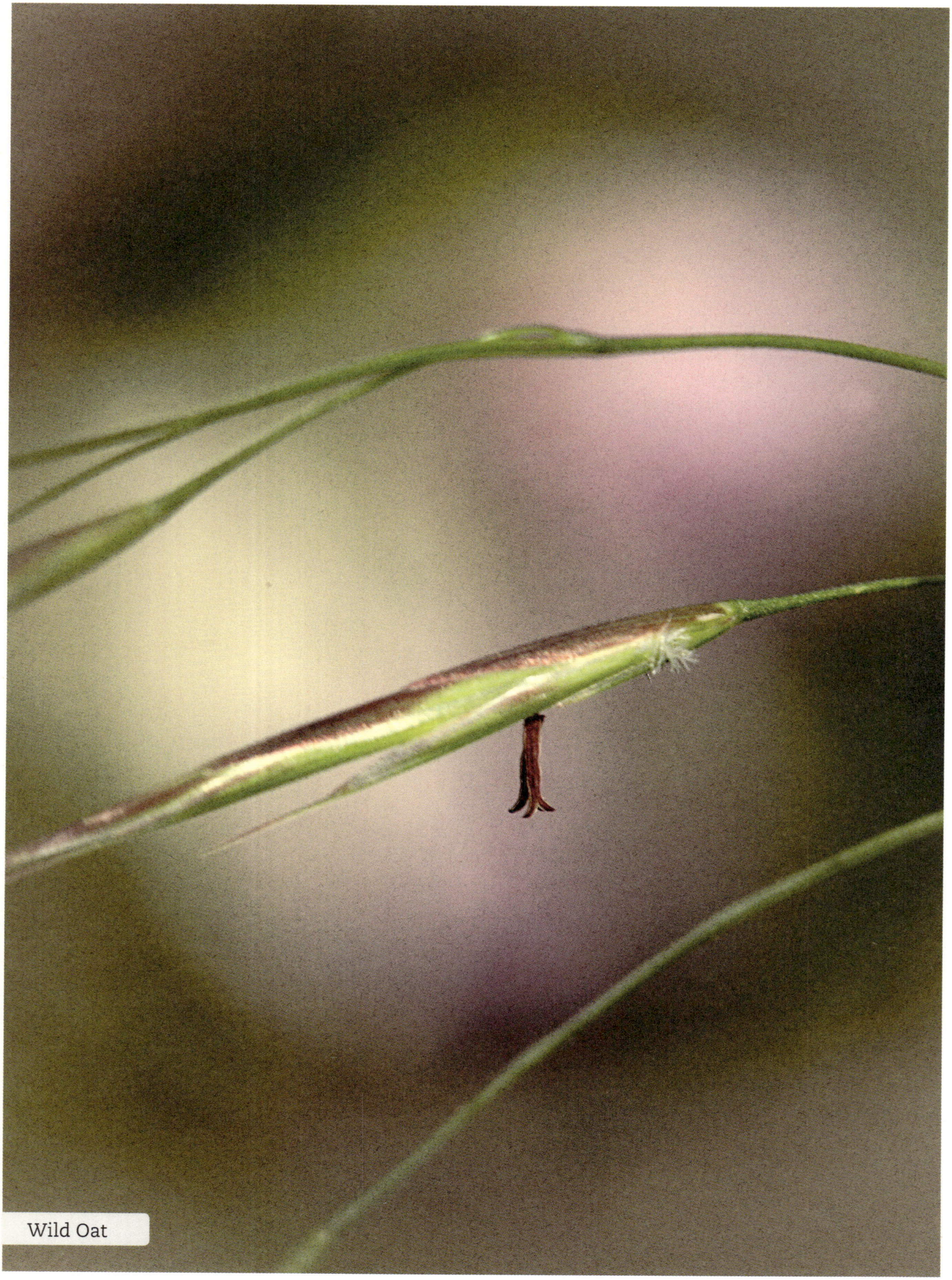

Wild Oat

Die 38 Bach-Blüten

sind Freunde in der Natur, sie sind die reine Präsenz von liebevollen Eigenschaften, sie sind unverfälscht. Die Blüten verkörpern jene grundlegenden Wesenszüge, die sowohl in der uns umgebenden Natur als auch in uns selbst angelegt sind. Es sind natürliche Energien, die den Pflanzen ihr einzigartiges Aussehen und ihre Ausstrahlung und dem Menschen die Färbungen seines Charakters verleihen. Diese Verbindung zwischen Blüten und Menschen ist eine nicht im vollen Umfang erfassbare wechselseitige Freundschaft. Es ist eine Verbindung, die dem Menschen vermittelt, dass auch er Teil der Natur ist.

In dem Moment, in dem wir mit den Blüten in Kontakt treten, beginnt ein Kommunikationsprozess, der uns hilft, diese Eigenschaften in uns (wieder) mit Leben zu erfüllen.

Dann verstehen wir, dass der liebevolle Teil der Natur auch ein Teil von uns selbst ist, so wie alle anderen Bereiche unserer Persönlichkeit.

Die Beziehungen unserer Charakterteile untereinander sowie die Weiterentwicklung unserer Eigenschaften und deren natürlicher Ausdruck werden durch die Verständigung mit den Blüten auf eine wunderbare Art und Weise unterstützt.

Es geht bei der Selbsthilfe mit Bach-Blüten nicht darum, uns etwas zuzuführen, das uns bloß wieder funktionieren lässt, sondern darum, wieder so weit mit uns selbst in Verbindung zu kommen, dass unsere persönliche Entwicklung von unserer eigenen inneren Führung geleitet wird.

Diese Verbindung zwischen Blüten und Menschen ist eine nicht im vollen Umfang erfassbare wechselseitige Freundschaft.

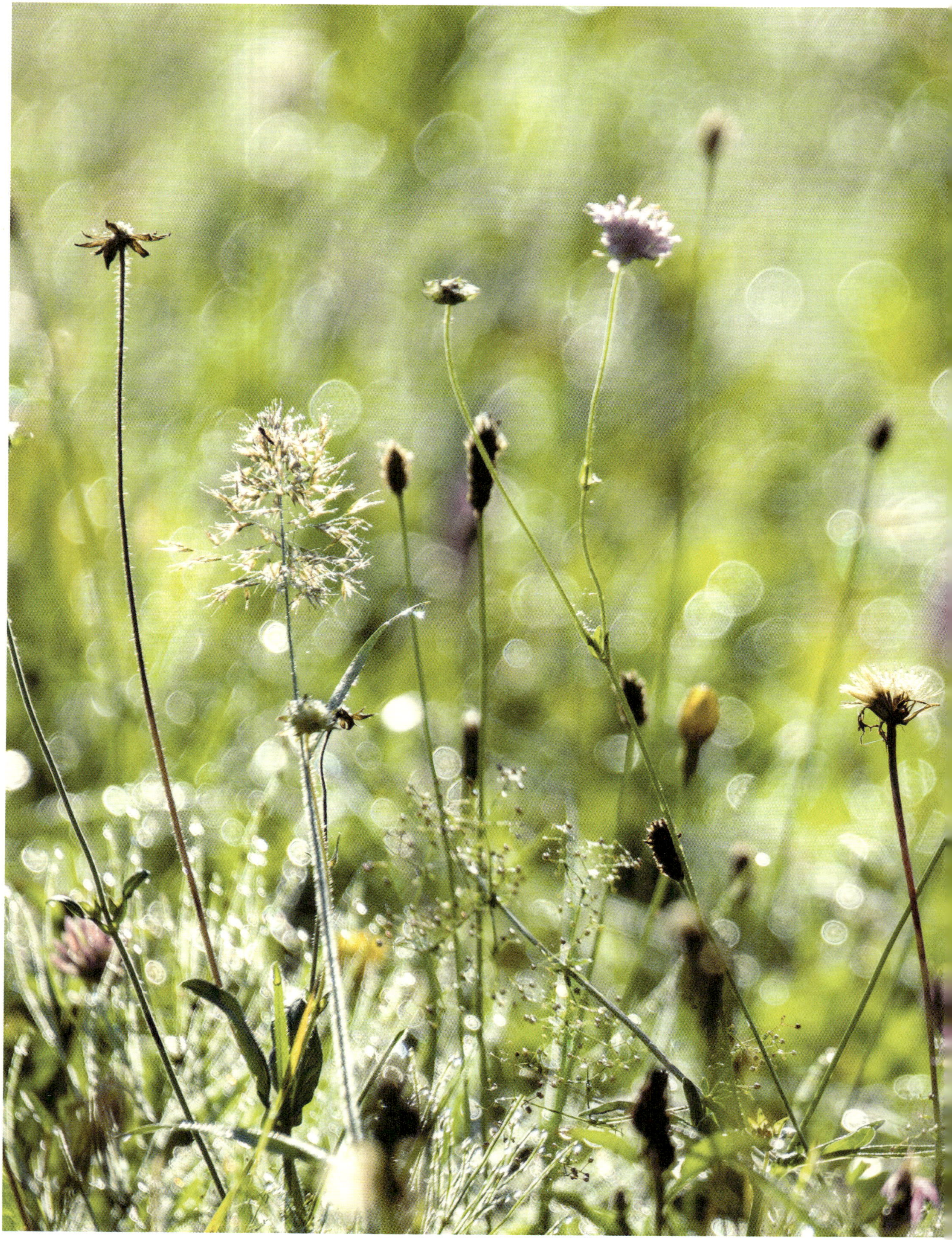

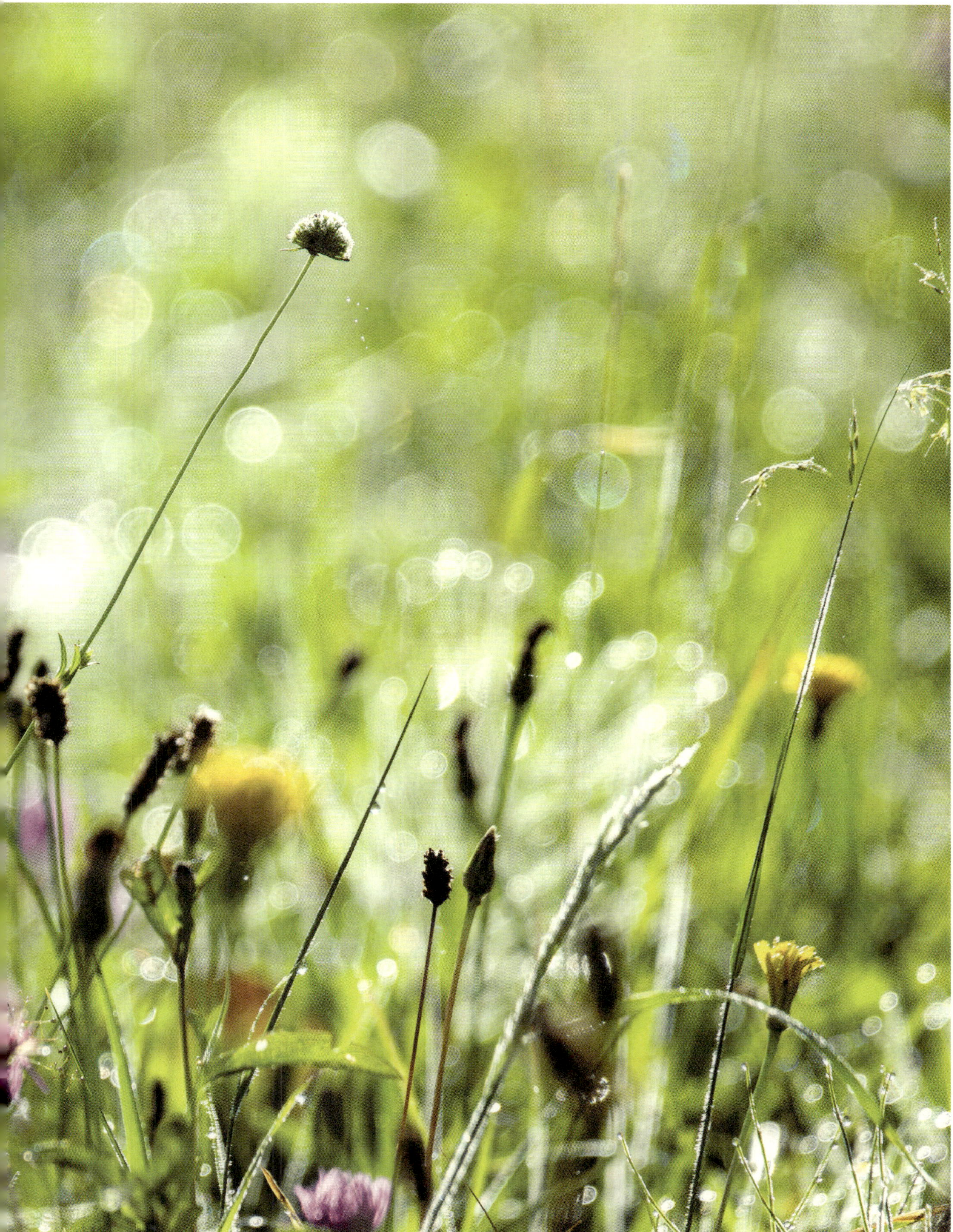

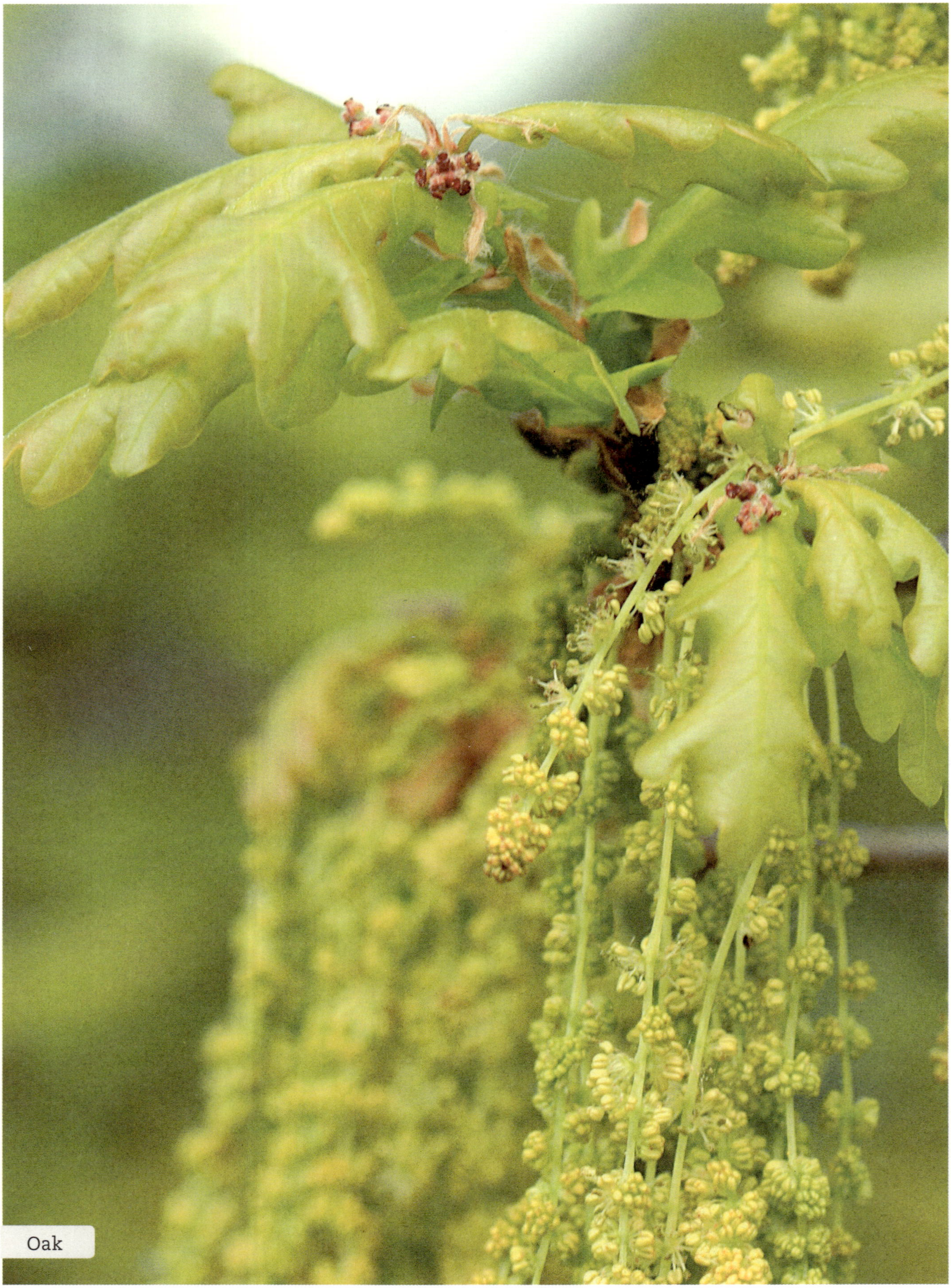
Oak

Anleitung zur Selbsthilfe

Wie finde ich die richtige Blüte?

Situationen, die wir als Chance zum Einstieg in die Selbsthilfe mit Bach-Blüten wahrnehmen können, sehen etwa so aus:
Ich beobachte schon seit einiger Zeit,

› dass mir meine natürlichen seelisch-geistigen und auch physischen Ressourcen weniger zur Verfügung stehen.
› dass ich mich von für mich typischen positiven Eigenschaften wie Fröhlichkeit, Ausdauer, Mut, Einfühlungsvermögen oder Geduld entferne oder schon entfernt habe.
› dass mich Situationen, mit denen ich früher locker umgehen konnte, zunehmend belasten.
› dass andere Menschen nicht mehr so auf mich zugehen oder reagieren, wie es sich für mich angenehm und richtig anfühlt.

Ein ganz konkretes Beispiel:

Ich habe Angst vor einem Ereignis oder einem Termin, ich wünsche mir, es wäre schon der Tag danach und möchte am liebsten nicht hingehen, ich stelle mir alle möglichen Schwierigkeiten vor, die eintreten könnten … Die Blüte, die hier hilft, ist Mimulus. Die Begegnung mit dieser Blüte zeigt uns, dass wir nicht alleine sind, dass wir an der Hand genommen werden, sie hilft uns, neugierig zu sein, auf eine Sache zuzugehen, mit der eigenen Sensibilität freundlich umzugehen, humorvoll zu sein, nicht alles zu ernst zu nehmen, der Welt mit Zuversicht zu begegnen, mit Beherztheit und einer Prise Frechheit im besten Sinn. Wenn wir diese Blüte anschauen, haben wir den Eindruck, als würde sie uns anlachen, als könnte man sie durch nichts einschüchtern. Diese Blüte überbringt uns genau die Botschaften und Energiequalitäten, die wir in der beschriebenen Situation am meisten brauchen und innerlich auch als richtig erkennen.

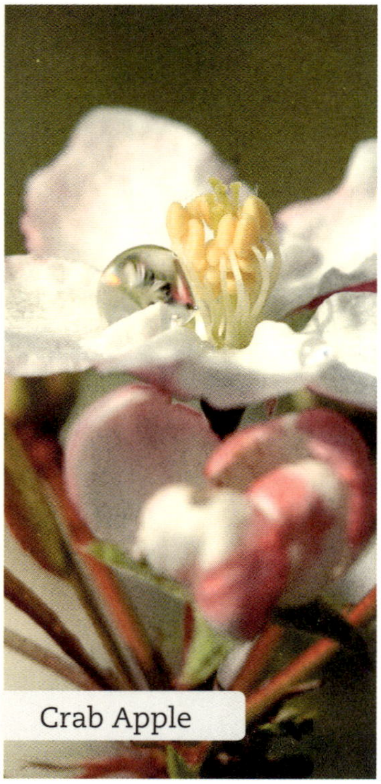

Crab Apple

Wir können die Bach-Blüten auch als Garten unserer Charaktereigenschaften sehen.

Wenn wir die Hilfe mehrerer Blüten benötigen, ist der nächste Schritt, die richtige Blüten-Kombination für eine Mischung zu finden.

In komplexen Situationen das Einfache sehen.

Das ist wahrscheinlich der wichtigste Leitsatz für die Ermittlung der richtigen, das heißt derzeit passenden Blüten-Mischung.

› Wie fühle ich mich?
› Wie denke ich?
› Was erwarte ich?

Das sind Fragen, die uns auf die richtigen Blüten hinweisen. Sie können natürlich mehrere, ganz unterschiedliche und auch widersprüchliche Antworten zu Tage bringen. Der Ausgangspunkt jeder Blüten-Mischung ist immer die gegenwärtige Gefühlslage, es macht daher wenig Sinn, Bach-Blüten prophylaktisch einzunehmen.

Auch die Einstiegssätze (siehe Seite 105) helfen uns zu erkennen, welche Blüten wir gerade jetzt brauchen. Sie lassen uns spüren, wo unsere Bereitschaft wirklich liegt. Diese ist das einzige, was von uns verlangt wird, um mit den Blüten in einen Dialog treten zu können.

Wir können die Bach-Blüten auch als Garten unserer Charaktereigenschaften sehen, können uns vorstellen, dass unsere Talente und Eigenschaften wie verschiedene Pflanzen in der Natur sind. Sie wachsen genau dort, wo der Standort günstig ist, sie ergänzen einander. Die 38 Bach-Blüten sind für uns wie eine Erinnerung, wie unser Wesen von Natur aus beschaffen ist. Die Blüten erinnern uns daran, indem sie uns ihr Wesen offenbaren.

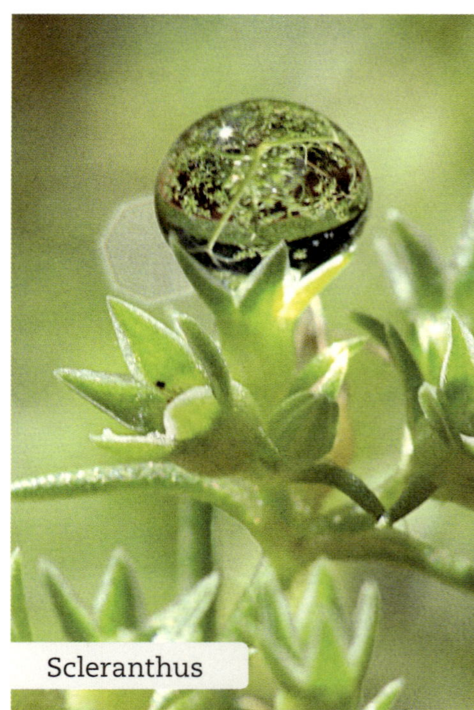

Scleranthus

Momentane Situation und typbezogene Blüten

Obwohl die gegenwärtige Situation der Ausgangspunkt jeder Blüten-Mischung ist, werden wir mit der Zeit feststellen, dass es manche Blüten gibt, die uns öfter begegnen und begleiten als andere. Das liegt daran, dass manche unserer Charaktereigenschaften deutlicher ausgeprägt sind und über ein größeres Potenzial zur Wandlung und Entwicklung verfügen als andere.

Ein Beispiel:

Ein Mensch, der die Hilfe von Mimulus hin und wieder braucht, ist ein anderer Typ als jemand, der Mimulus ebenso braucht, von seinem Charakter her aber empfindsam und scheu ist und deshalb auch beachten sollte, dass sein feines Wesen immer wieder Ruhe und Rückzug braucht, um sein Nervenkostüm nicht zu überfordern. Dieser Mensch wird wie auch der Erstgenannte Ängste haben und diese sogar gut kennen, aber bei ihm spielt auch die langsame Entfaltung des gesamten Spektrums dieser Blüte eine besondere Rolle. Daher wird Mimululs, unabhängig vom momentanen Anlass, öfter in einer Mischung vorkommen.

Jeder Mensch hat also unterschiedlich ausgeprägte Charaktereigenschaften. Ist der eine von Natur aus eher extrovertiert und temperamentvoll, entwickelt und lebt ein anderer seine Stärken eher still und mehr im Hintergrund. Auch die Relationen zwischen den Eigenschaften sind höchst individuell. So kann etwa jemand, der eigentlich ein sehr mutiger Mensch ist, trotzdem in manchen Lebensbereichen unselbständig wirken – und umgekehrt. Woran sehen wir, dass wir nicht ausgeglichen sind, dass wir die Unterstützung von Bach-Blüten brauchen?

Unausgeglichenheit äußert sich zum Beispiel, indem wir für unsere Verhältnisse lange an einem Problem knabbern, aus einer Traurigkeit nicht herausfinden, uns mit unvermeidlichen Veränderungen nicht oder nur sehr schwer abfinden können, plötzlich anders auf Situationen reagieren als früher, indem unklare oder widersprüchliche Gefühle unser Leben durcheinanderbringen oder unsere gewohnten Mechanismen aus irgendeinem Grund nicht greifen.

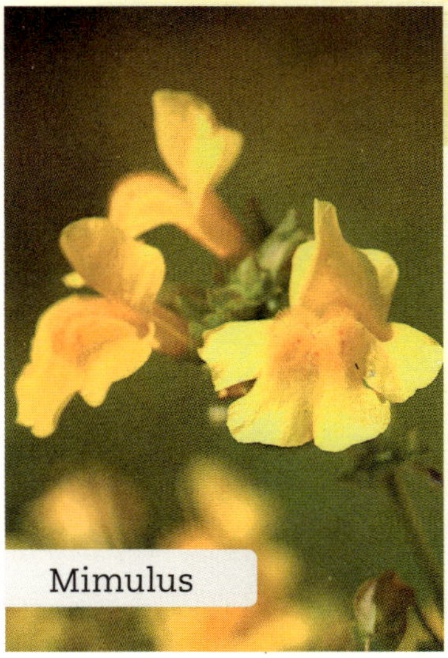

Woran sehen wir, dass wir nicht ausgeglichen sind, dass wir die Unterstützung von Bach-Blüten brauchen?

Bei der Auswahl der helfenden Blüten geht es dann klarerweise nicht darum, uns mit anderen Menschen zu vergleichen, sondern zu erkennen, wodurch wir uns von uns selbst entfernt haben und welcher Aspekt in uns wieder gestärkt, entspannt oder ausgeglichen werden möchte und dafür Hilfe benötigt.

Die Blüten haben die besondere Fähigkeit, ganz von selbst in dem Maß zu wirken, das einerseits unserem persönlichen Maß entspricht und andererseits unter den aktuellen Umständen und im Bezug auf alle anderen Aspekte in uns möglich ist. Daher wird man darauf achten, welche Gefühle und Gedankenmuster im Moment miteinander in Verbindung stehen, und man wird auch beobachten, welche weiteren Gefühle und Gedanken erst nach einiger Zeit an die Oberfläche treten. Da wir alle über unterschiedliche Kompensationsmechanismen verfügen, werden auch die Blüten-Mischungen bei ähnlicher Ausgangssituation oft sehr verschieden sein.

Auch hierzu ein Beispiel:

Jemand ist schon lange erschöpft, wirkt aber auf Grund seiner Fähigkeit, zu delegieren, und seiner heiteren Art auf sich und auf andere noch immer, als wäre er stark. Dann kippt die Situation durch ein unerwartetes Ereignis, alles läuft plötzlich aus dem Ruder und es wird deutlich, wie sehr und wie lange dieser Mensch über seine Kräfte gearbeitet hat. Die Blüten, die ihm helfen werden, werden andere sein als bei jemandem, der zwar seine Erschöpfung spürt, sich aber – weil er besonders eifrig ist und sich nur schwer durchsetzen kann – noch mehr Arbeit aufladen lässt und dadurch einen Groll in sich aufbaut. Der Regenerationsprozess lässt sich in beiden Fällen zwar am Anfang durch ähnliche Blüten unterstützen, im weiteren Verlauf können aber recht unterschiedliche Blüten hilfreich werden.

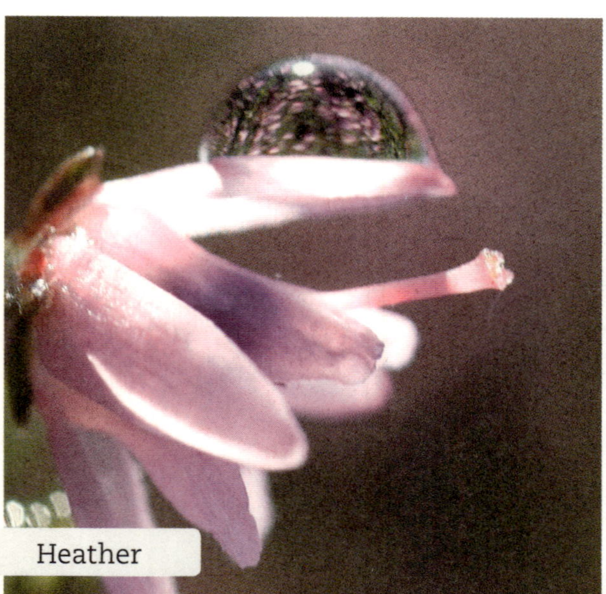
Heather

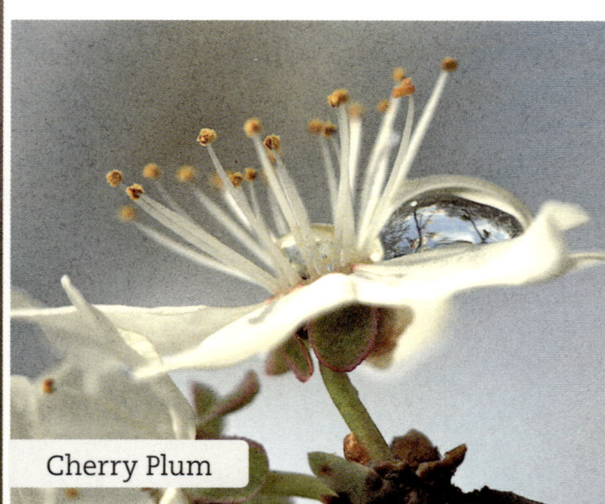
Cherry Plum

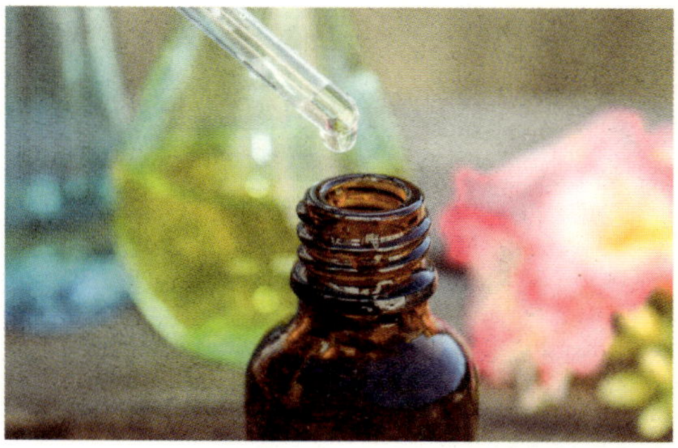

Wie können die Blüten helfen, wenn bestimmte Umstände nicht veränderbar sind?

Oft wissen wir nicht, wodurch das Leben wieder in den Fluss kommen soll. Es gibt ja auch Situationen, die einfach nicht auf die Schnelle veränderbar sind. Was jedoch veränderbar ist, ist die Art und Weise, wie wir mit solchen Situationen umgehen. Wenn jemand z. B. länger zu Hause liegen muss, weil er einen Liegegips hat, dann gibt es mehrere Möglichkeiten: Er kann sich wochenlang ärgern, er kann ungeduldig warten, bis die Zeit um ist, oder mit Groll und Verweigerung reagieren. Er kann aber auch die Zeit nutzen, um z. B. Bücher zu lesen, Sprachen zu lernen oder die längst fällige Ruhepause zu genießen und Freunde einzuladen, die er ohnehin schon vermisst hat.

In Bezug auf die Selbsthilfe mit den Blüten bedeutet das: Wenn wir in einer Situation sind, die wir nicht zu ändern vermögen, können wir mit Hilfe der Blüten z. B. unsere Ungeduld oder unseren Ärger in etwas Gesundes verwandeln. Wir können die unveränderliche Situation mit Leben erfüllen, indem wir durch die Bach-Blüten die Verbindung zu unserem Selbst wiederherstellen und unser Wesen stärken.

Dieses Prinzip ist in vielen Lebenssituationen anwendbar. Denn es ist immer wichtig, nicht Sklave unseres Ärgers, unserer Ungeduld, unseres Zweifels usw. zu sein, und es wird immer gut sein, anderen Menschen nicht etwa unsere Ängste aufzuladen. Umgekehrt möchten wir nicht die weniger positiven Eigenschaften von anderen unser Leben dominieren lassen.

Die 38 Blüten sind Freunde, sind Lehrer, sind Begleiter. Eine Blüte, die wir jetzt kennenlernen und in einem, zwei und wieder in fünf Jahren eine Zeit lang einnehmen, wird uns jedes Mal andere und tiefere Einblicke in den wunderbaren Reichtum der Natur und der pflanzlichen Weisheit und Güte erlauben.

Wir können die unveränderliche Situation mit Leben erfüllen, indem wir durch die Bach-Blüten die Verbindung zu unserem Selbst wiederherstellen und unser Wesen stärken.

Die 38 Blüten sind Freunde, sind Lehrer, sind Begleiter.

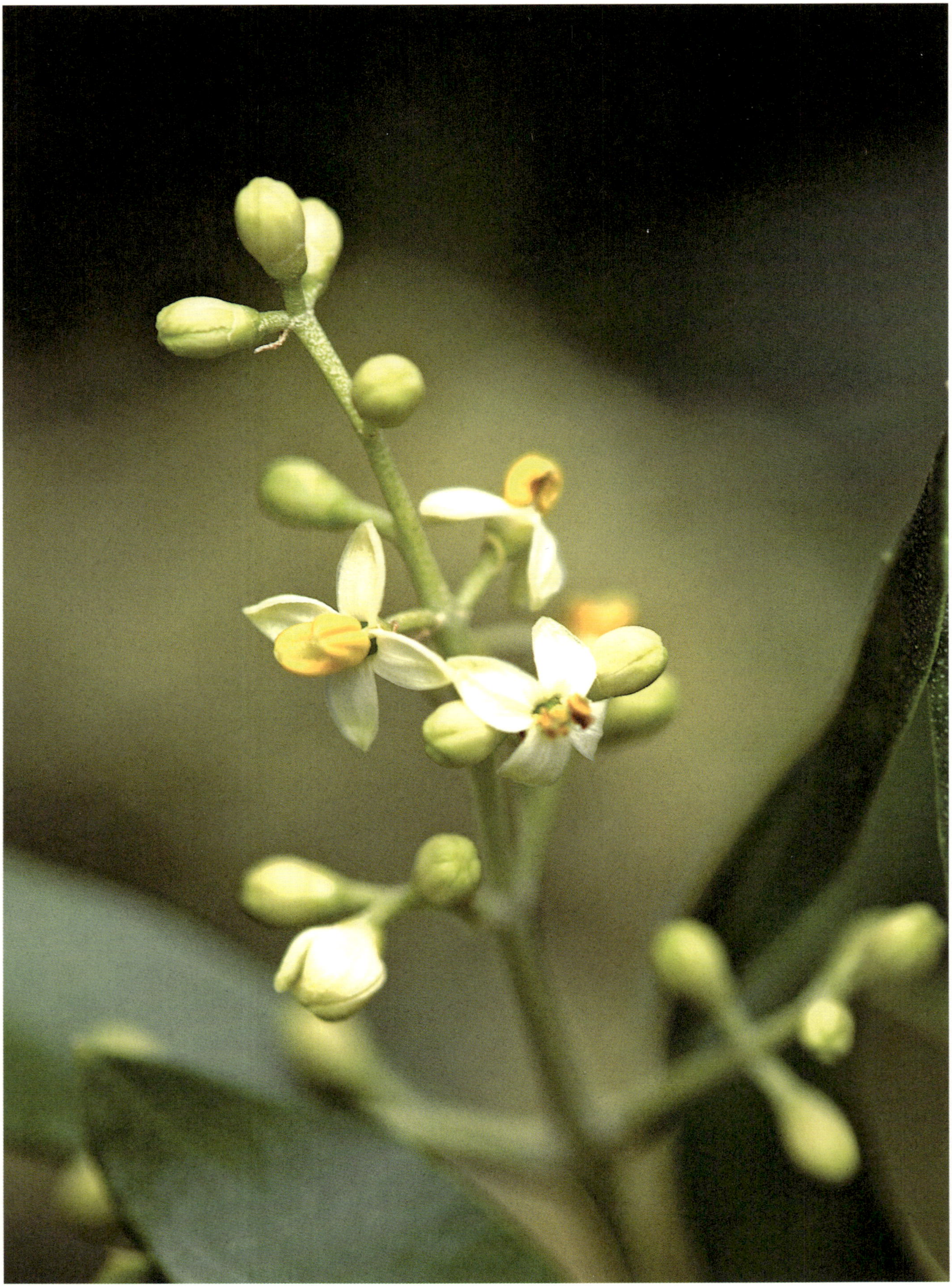

Das Zubereiten einer Bach-Blüten-Mischung

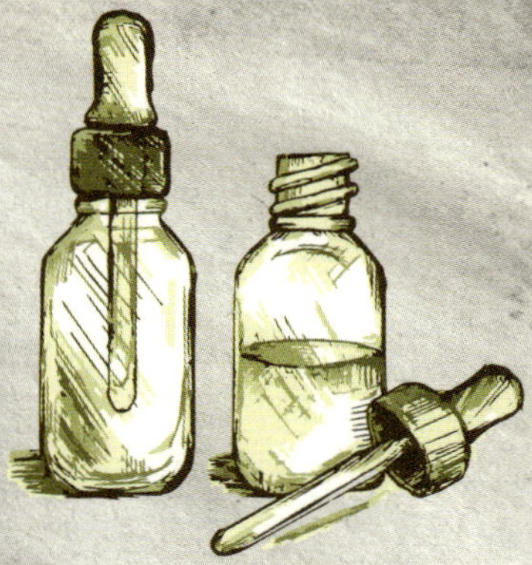

Zutaten und Zubehör

- Einnahmeflasche
  (Pipettenflasche aus Glas, à 30 ml)
- Wasser
- Brandy (optional)
- stock bottle der ausgewählten Blüte bzw. Blüten

Zubereitung

Die Einnahmeflasche wird mit frischem Wasser gefüllt. Von jeder Blüte, die wir gerade brauchen, werden aus der jeweiligen stock bottle ca. 3 Tropfen in das Wasser hineingetropft. Die Mischung kann auch etwas länger haltbar gemacht werden, indem man ⅔ Wasser mit ⅓ Brandy vermischt. Das ist aber nicht notwendig, wenn man die Mischung zügig aufbraucht.

Info

Wir können die stock bottles einzeln erwerben oder wir kaufen ein komplettes Blüten-Set mit allen 38 stock bottles für zu Hause, um uns jede Mischung selbst machen zu können.

Bach-Blüten-Mischungen gibt es aber auch in Apotheken. Wenn wir die Blüten angeben, die enthalten sein sollen, wird die Mischung vor Ort zubereitet. In den Apothekenmischungen ist immer zusätzlich Brandy enthalten – wenn das nicht gewünscht wird, muss man darauf aufmerksam machen.

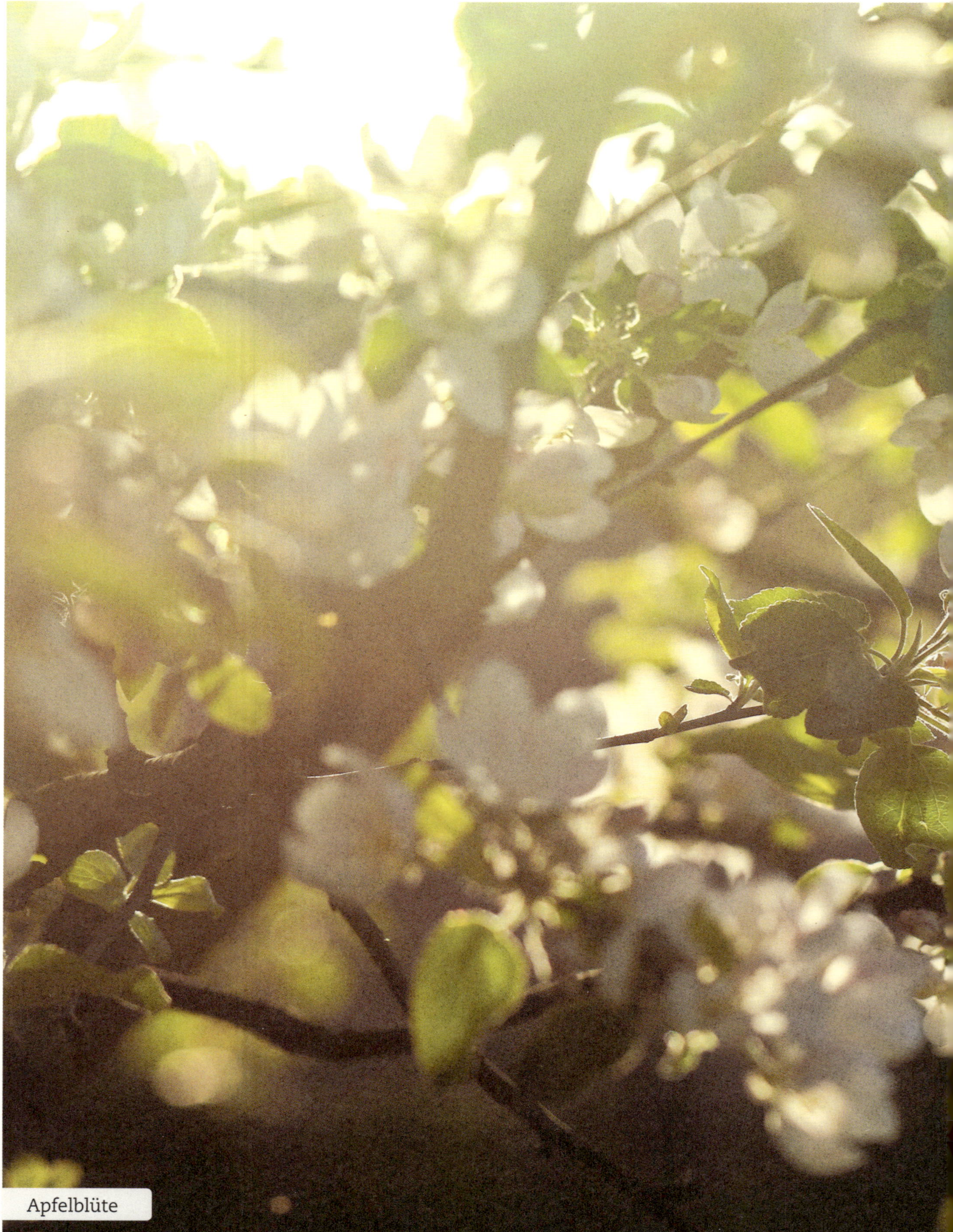

Apfelblüte

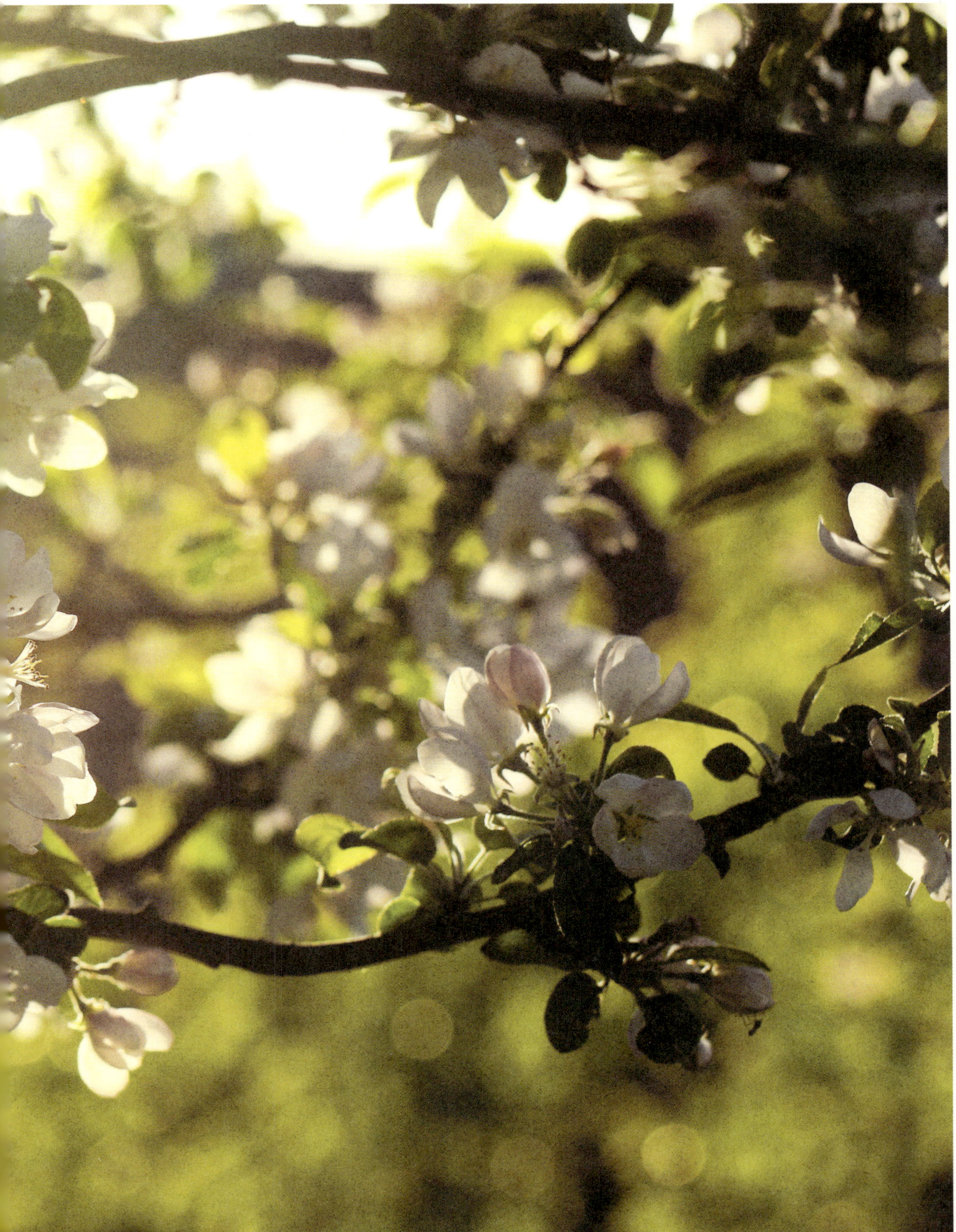

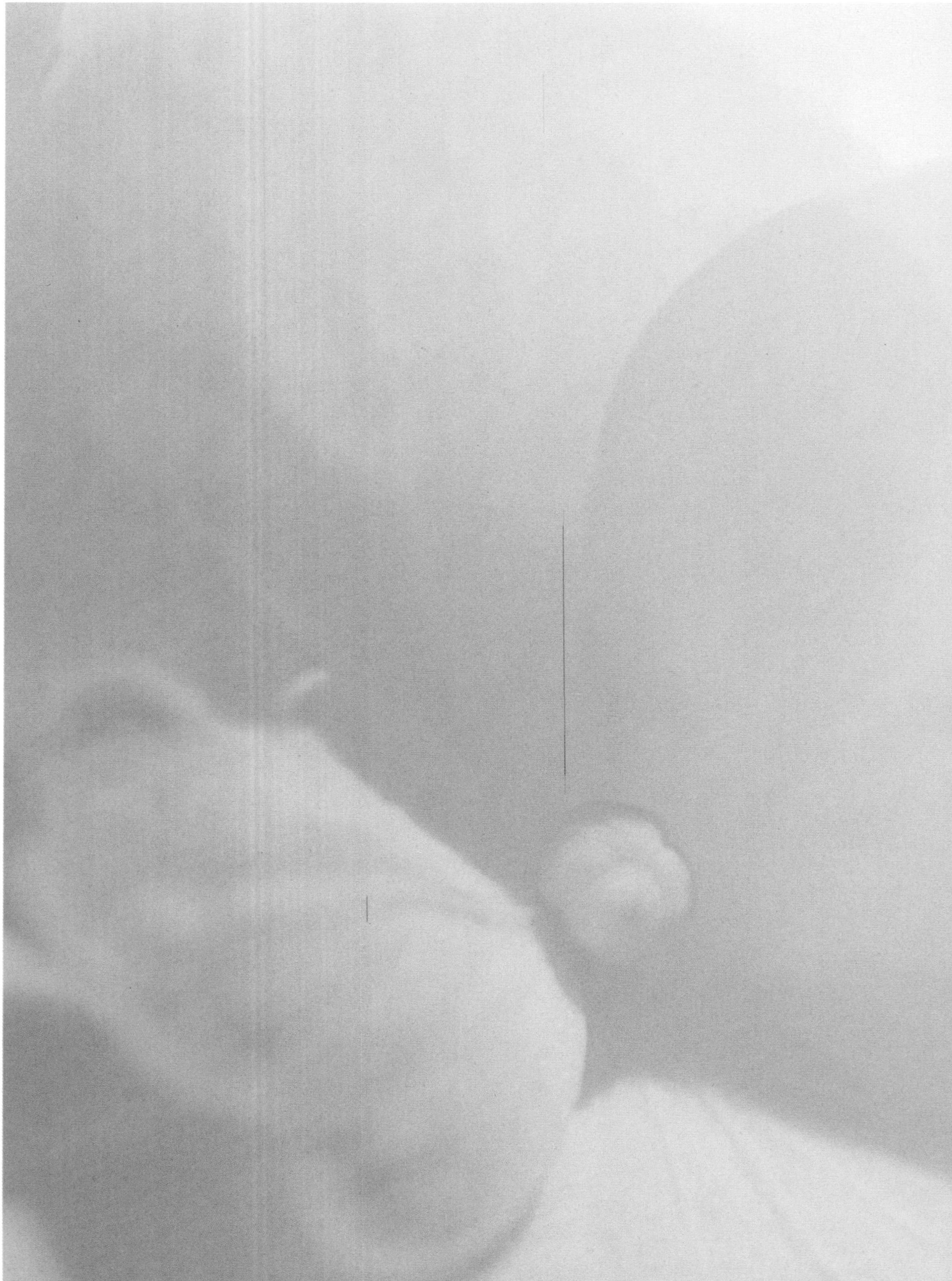

Blüten-beschreibungen

Bei jeder Blütenbeschreibung ist der englische Originaltext von Dr. Edward Bach angeführt.

01

Kleiner/Gewöhnlicher Odermennig

Agrimony

Themen:

- Aufrichtigkeit, Ehrlichkeit, Berührung, Wahrhaftigkeit, Freundlichkeit, Fröhlichkeit, Flexibilität, Kommunikation, Heiterkeit, Strahlen der inneren Sonne.
- **Verständnis über Einheit, Begegnung und Gleichgewicht von innerer und äußerer Welt.**
- Glänzende Oberfläche, Unverbindlichkeit, Konfliktscheue.
- Ausweichen, Verdrängung von Schmerz, Unruhe.
- Quälende, verborgene Traurigkeit.

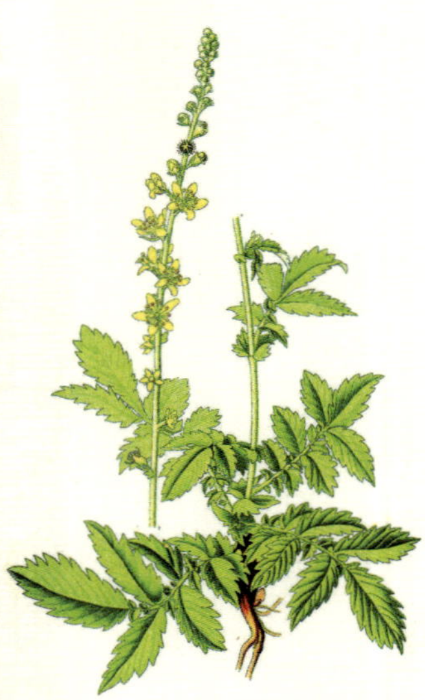

Agrimony hilft bei innerlichem Kummer, den wir nicht gerne nach außen zeigen, sie hilft uns, wenn wir vielmehr darum bemüht sind, einen fröhlichen Eindruck zu erwecken, um mit anderen Menschen gut auszukommen.

Diese Bemühung um Harmonie mit unserer Umgebung ist aber ein Schutzmechanismus, der uns vor Konflikten nur scheinbar bewahrt. Die Konflikte werden dadurch nach innen verlagert und bleiben im Geheimen weiter aktiv. Der Versuch, sie vor uns selber zu verbergen, um den Schmerz nicht zu spüren, ist auf Dauer nicht sehr erfolgreich. Wir suchen nach Möglichkeiten, den Schmerz zu beruhigen und unsere Fröhlichkeit künstlich aufrechtzuerhalten … Ein wirklich harmonisches Verhältnis zu unserer Umgebung wird immer mehr erschwert. Die Kluft zwischen unserer inneren Realität und der Welt „da draußen" wird immer größer. Oft wird die Unruhe, die unter der Oberfläche besteht, regelrecht zur Qual.

Agrimony kann uns helfen, diesen innerlichen Schmerz zu besänftigen und so die Scheu vor äußeren Widerständen abzubauen. Wir lernen, dass wir die eigene Befindlichkeit dem guten Einvernehmen zwischen uns und anderen nicht opfern müssen. Die Nahtstelle zwischen uns und der Umgebung, zwischen Innen und Außen bekommt eine neue Qualität und Elastizität. Die vielen Formen der Begegnung und Berührung mit der Außenwelt werden freudvoller erlebt und die Sensibilität, die dieser Blüte und den Menschen, die sie brauchen, innewohnt, kann sich nach außen hin entfalten. Die humorvolle Art spricht wieder aus dem Innersten und Fröhlichkeit wird wieder authentisch.

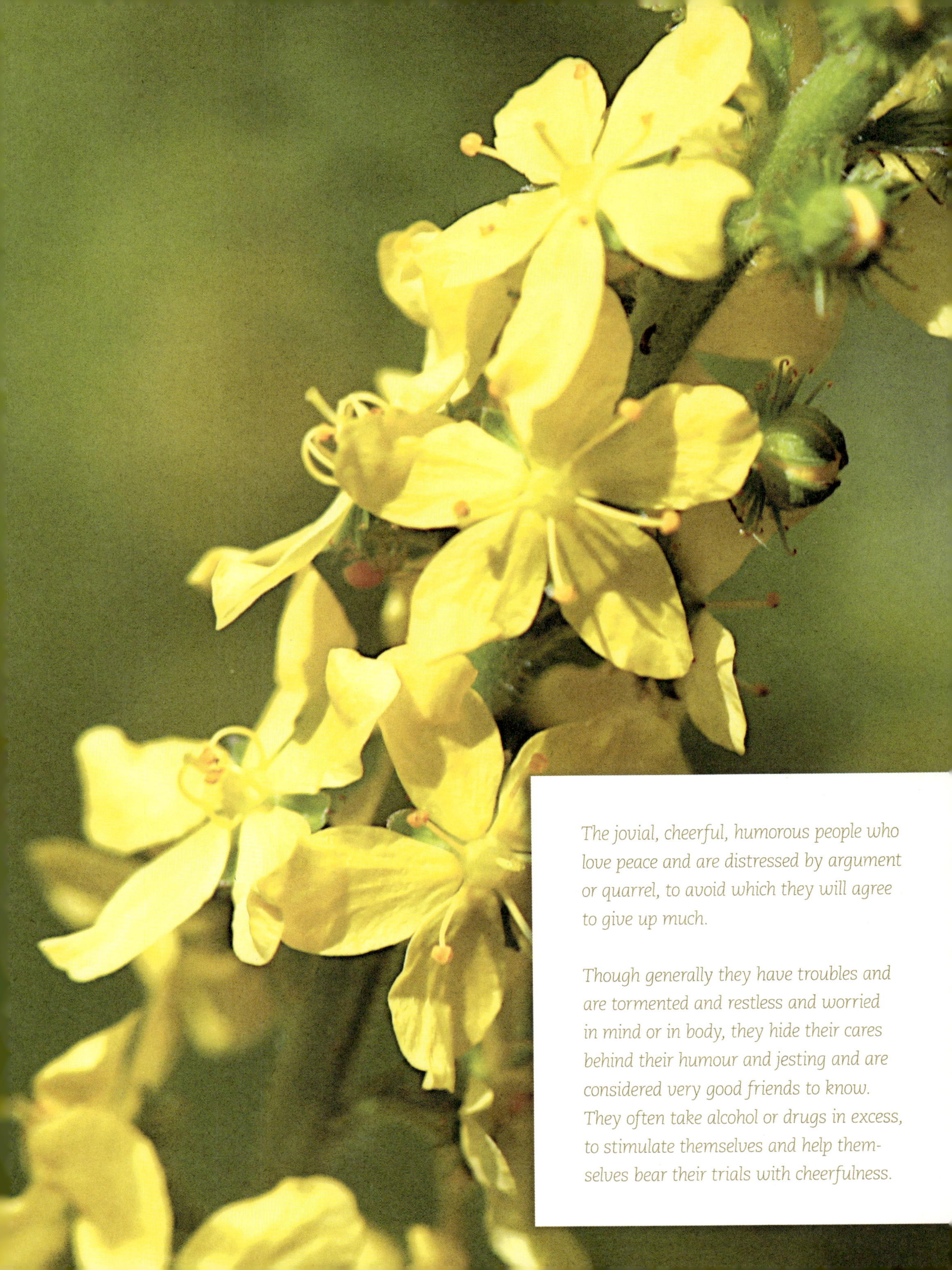

The jovial, cheerful, humorous people who love peace and are distressed by argument or quarrel, to avoid which they will agree to give up much.

Though generally they have troubles and are tormented and restless and worried in mind or in body, they hide their cares behind their humour and jesting and are considered very good friends to know. They often take alcohol or drugs in excess, to stimulate themselves and help themselves bear their trials with cheerfulness.

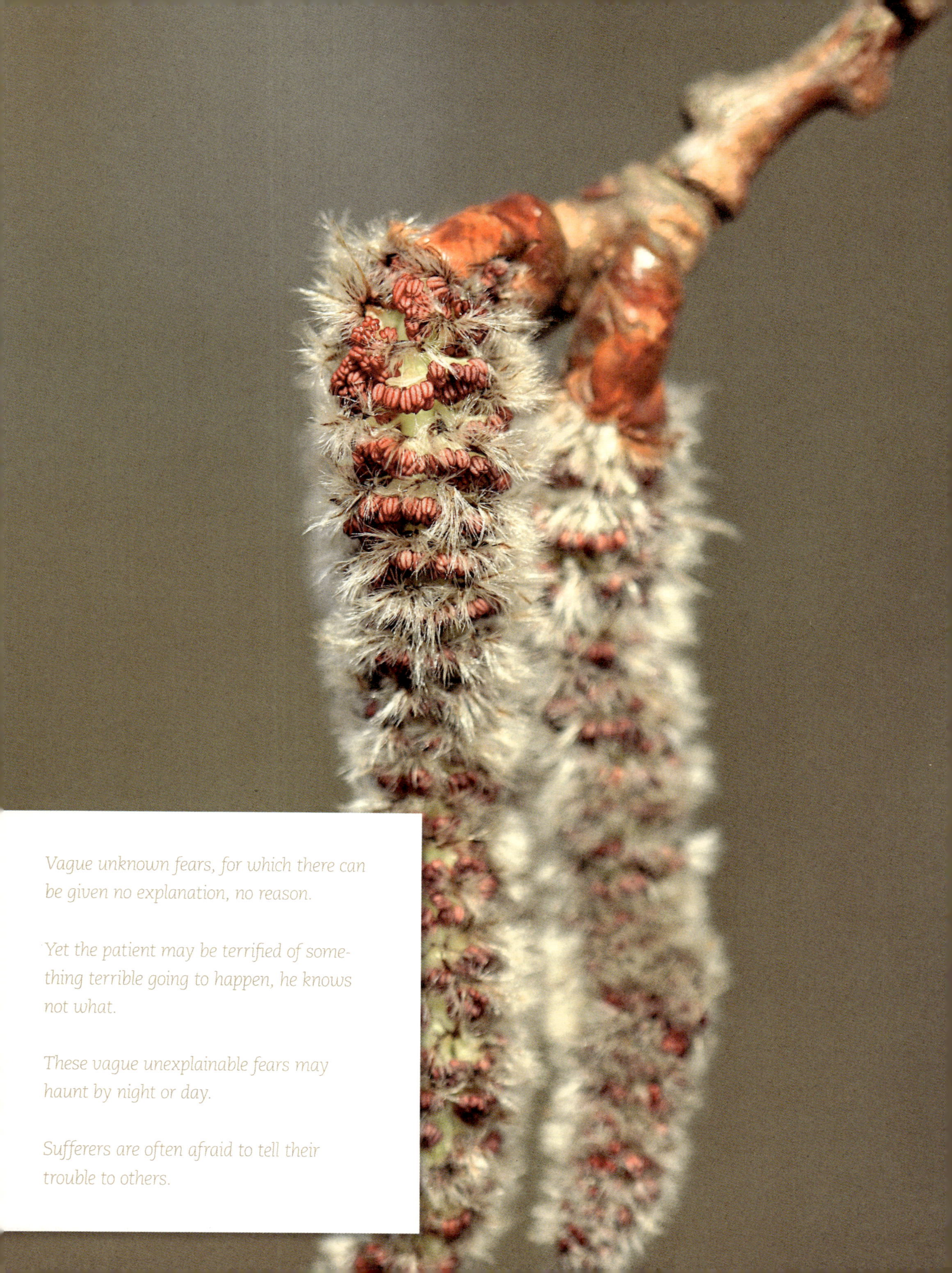

Vague unknown fears, for which there can be given no explanation, no reason.

Yet the patient may be terrified of something terrible going to happen, he knows not what.

These vague unexplainable fears may haunt by night or day.

Sufferers are often afraid to tell their trouble to others.

02

Espe oder Zitterpappel

Aspen

Aspen ist für einen gut dosierten Umgang mit dem Ungreifbaren, Vagen und Unbekannten hilfreich, wenn wir wie von Furcht umgeben sind.

Aspen kann den Drang, diese ungreifbaren Eindrücke zu interpretieren und dadurch noch mehr Angst aufkommen zu lassen, lindern und auflösen.

Die Blüte hilft uns, die Bereiche, die für uns jetzt nicht relevant sind, auch nicht mit Aufmerksamkeit aufzuladen.

Wir finden wieder Sicherheit in unserer Haut, richten unseren Blick auf die Dinge, die für unser sicheres Gefühl förderlich sind.

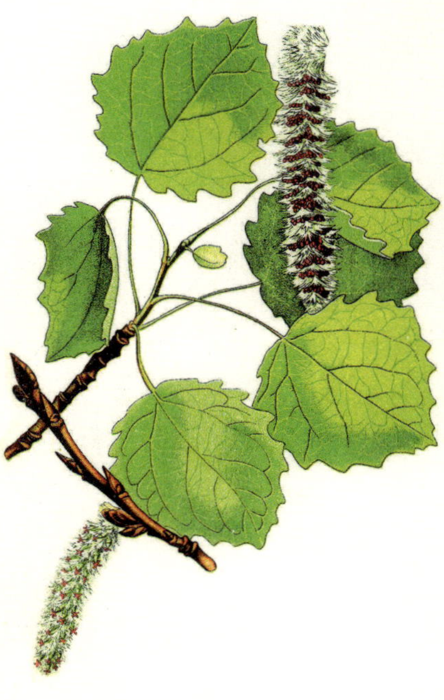

Themen:

» Der Schattenbereich, das Ungeformte, das Vergängliche.

» Atmosphärisches, immaterielle Bereiche, Vorahnung.

» Berührung mit den Vorboten eines Ereignisses.

» **Bewusster Umgang mit der eigenen Sensitivität. Bewusste Steuerung der Wahrnehmung, angemessener Umgang mit dem Unsichtbaren.**

» Ungreifbare Ängste, die manchmal sehr groß werden.

» Gruseln, Hang zu dunklen Themen.

» Zittern, irrationale Ängste, großes Unwohlsein an bestimmten Orten.

» Das Gefühl, schutzlos allen Einflüssen ausgesetzt zu sein.

03

Rotbuche

Beech

Themen:

- Weisheit, Verstehen, Verständnis, übergeordneter Blick auf Entwicklungen, Toleranz.
- **Ein Standpunkt, der nicht nur persönliche Erfahrungen und Ansichten zum Ausdruck bringt. Klares Unterscheidungsvermögen.**
- Hang zum (über)kritischen Betrachten und Beurteilen, Selbstkritik, den eigenen Maßstab voranstellen.
- Entwicklungen als unfertig und fehlerhaft betrachten, Reizbarkeit, Strenge.

Beech hilft, wenn wir uns zu oft mit Fehlern konfrontiert sehen.

Die Blüte der Buche kann uns dabei unterstützen, wieder einen offenen Blick zu bekommen, die Fähigkeiten unseres Verstandes nicht isoliert einzusetzen und andere Meinungen und Ansichten genauso zu respektieren wie die eigenen. Beech ist auch die richtige Blüte, wenn wir uns selbst gegenüber zu kritisch sind und uns dadurch in unserer Entwicklung bremsen. Die Blüte hilft uns, einen klaren Verstand in ein übergeordnetes Wissen einzubetten und unsere Weisheit wachsen zu lassen.

Der Wunsch, in einer schönen und perfekten Welt zu leben, ist der Ursprung für die Anspannung im Beech-Zustand. Der Lernprozess liegt vor allem in der Erkenntnis, dass es unendlich viele Wege gibt, wie sich Menschen und Dinge entfalten und entwickeln können und dass alles in unterschiedlichem Stadium bereits auf dem Weg ist. Beech hilft uns, diese Bilder besser verinnerlichen zu können.

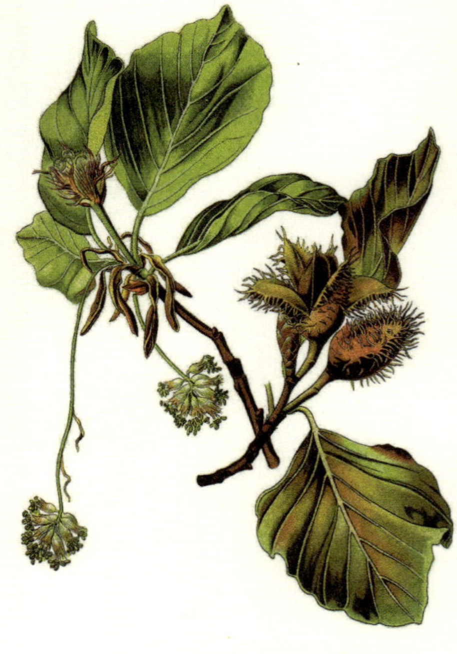

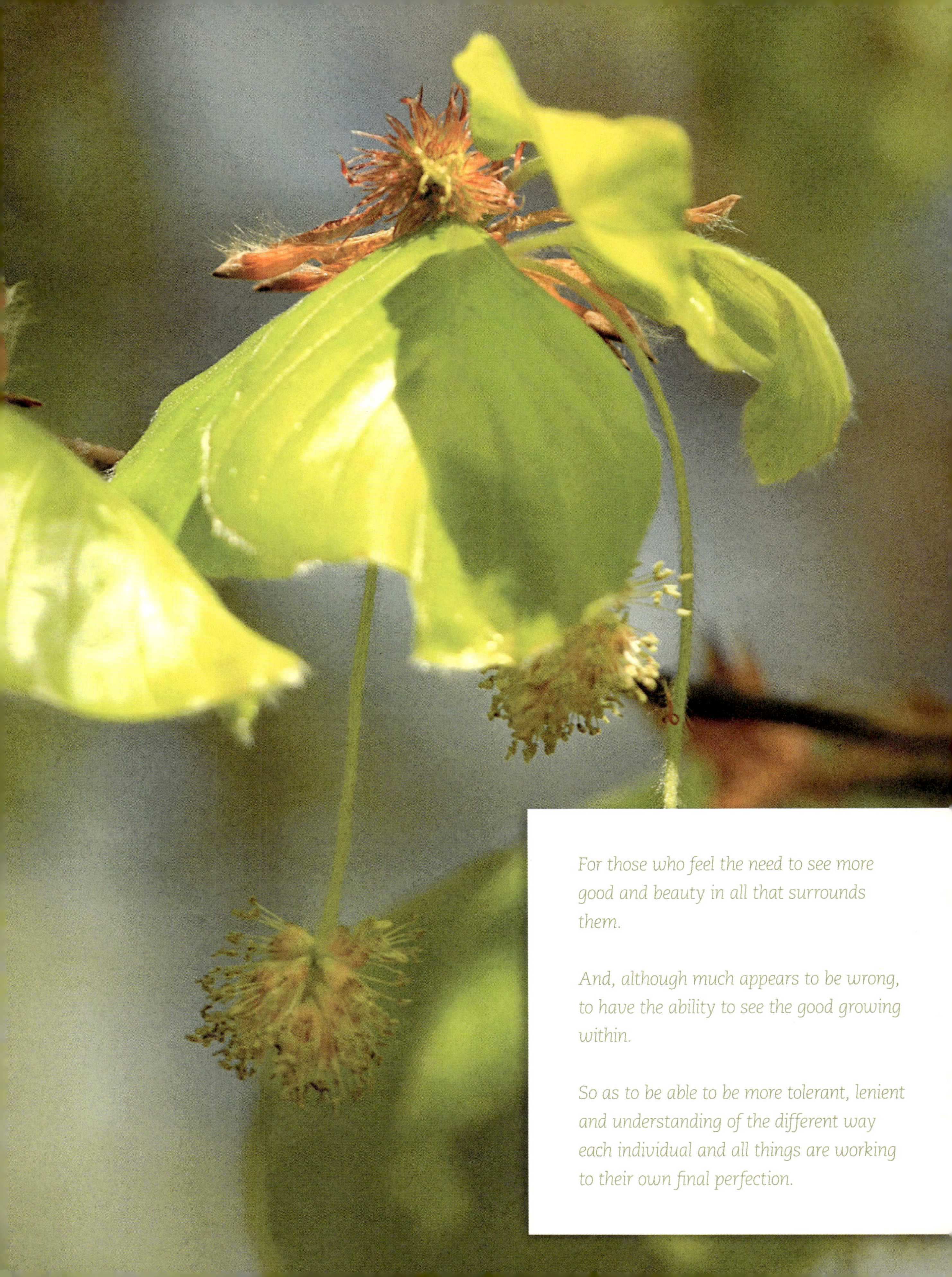

For those who feel the need to see more good and beauty in all that surrounds them.

And, although much appears to be wrong, to have the ability to see the good growing within.

So as to be able to be more tolerant, lenient and understanding of the different way each individual and all things are working to their own final perfection.

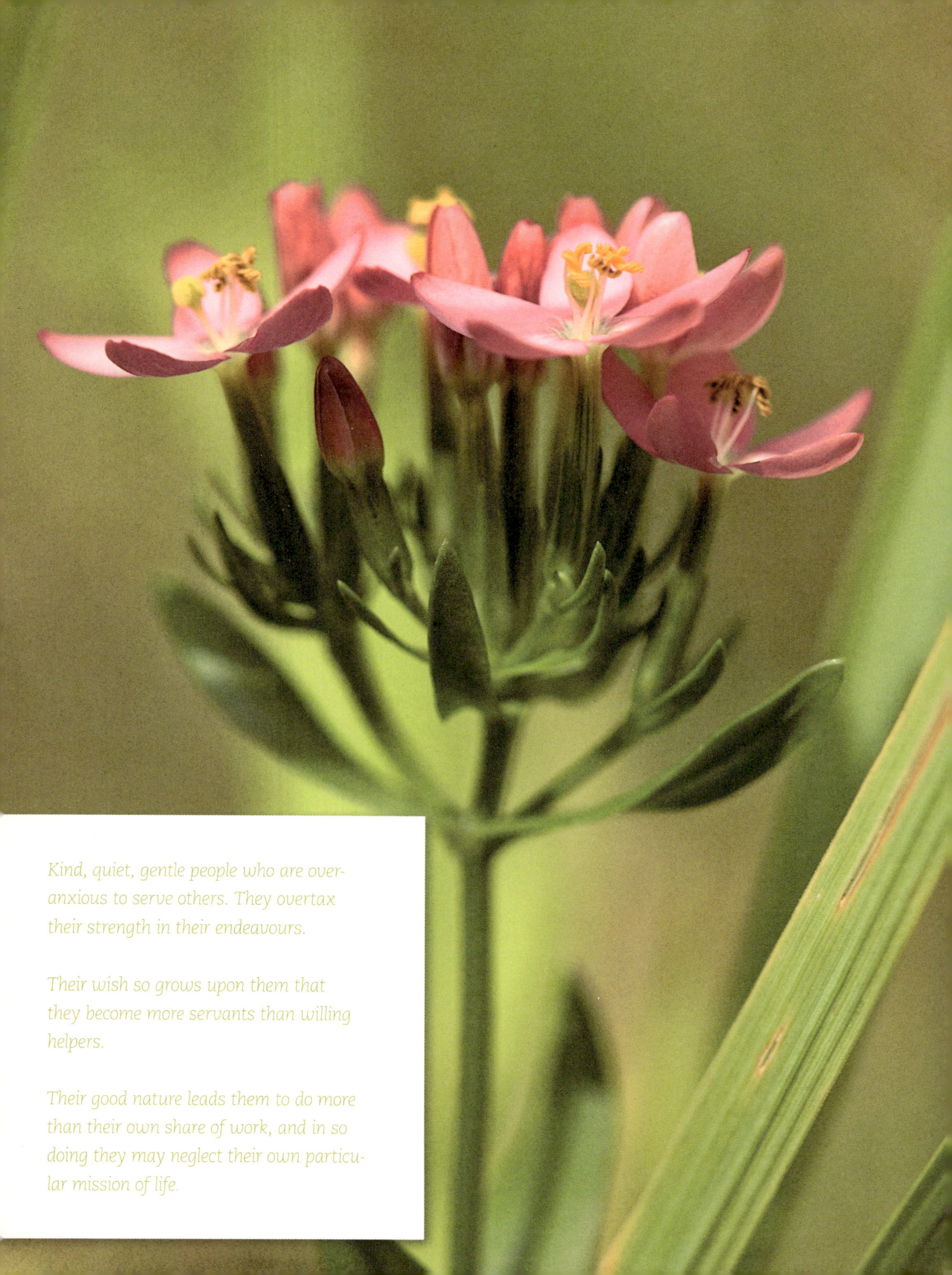

Kind, quiet, gentle people who are over-anxious to serve others. They overtax their strength in their endeavours.

Their wish so grows upon them that they become more servants than willing helpers.

Their good nature leads them to do more than their own share of work, and in so doing they may neglect their own particular mission of life.

04

Echtes Tausendgüldenkraut

Centaury

Centaury hilft zu erkennen, dass der Dienst an anderen (Familie, Gesellschaft, …) nur dann wirklich sinnvoll ist, wenn wir nicht der Willkür anderer Menschen folgen, sondern einem größeren Willen, der in der eigenen Persönlichkeit erkannt werden will.

Wenn wir uns geschwächt fühlen, weil wir nicht gut nein sagen können und uns immer wieder verausgaben und das auch schon von uns erwartet wird, kann uns Centaury helfen, wieder zu einem respektvollen Umgang mit uns selbst zu finden. Wir sehen wieder klar, wo wir unsere Grenzen zu ziehen haben. Das wird auch mit der Zeit für andere nicht unbemerkt bleiben.

Die eigene Stärke fühlt sich richtig an und die dadurch gewonnene Handlungsfreiheit kann für die eigentliche persönliche Lebensaufgabe genutzt werden. Auch die Sanftheit dieser Blüte wird in Resonanz gebracht, sodass wir wieder die Gewissheit haben, dass Absicht und Handlung im Einklang stehen.

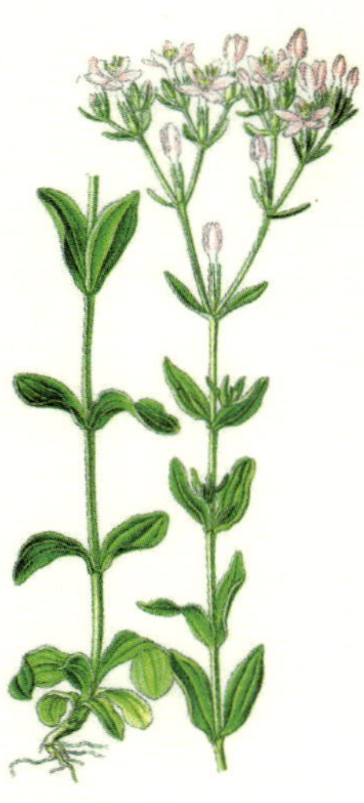

Themen:

- Ausbildung einer starken Persönlichkeit als Basis für die seelisch-geistige Aufgabe im Leben, Dienst an anderen.
- Klare Abgrenzung gegenüber nicht förderlichen Einflüssen.
- **Sanftes Wesen.**
- **Erkennen der eigenen Grenzen in Bezug auf Kraft und Willen.**
- Schwierigkeiten, seine eigene Haltung darzustellen und sich durchzusetzen.
- Unterordnung, Unterwerfen unter die Willkür anderer.
- Überschätzung der eigenen Kräfte und Verausgabung derselben

05

Chinesisches Hornkraut

Cerato

Themen:

- Vertrauen in die eigene Urteilskraft, Offenheit für die Stimme der Intuition.
- **Bereitschaft, den eigenen Impulsen zu folgen.**
- Unsicherheit in Bezug auf die eigene Entscheidungsfähigkeit.
- Suche nach Ratgebern, die oft in Verwirrung mündet.

Cerato ist die Blüte, die uns unterstützt, wenn wir nicht genügend Vertrauen in unsere Urteils- bzw. Entscheidungskraft haben.

Anstatt viele Menschen um Rat zu fragen und uns so nur noch stärker verunsichern zu lassen, können wir mit der Hilfe von Cerato den Moment des Nichtwissens begrüßen und still in uns hineinhören – denn nur in uns selbst sind unsere eigenen Antworten zu finden. Wir lernen, an der Leichtigkeit und Klarheit der inneren Stimme das sichere Zeichen für ihre Richtigkeit zu erkennen. Cerato hat die Kraft, das Vertrauen in unsere Intuition wachsen zu lassen. Mit der Zeit werden wir Erfahrungen sammeln, die uns in dieser Sicherheit bestätigen.

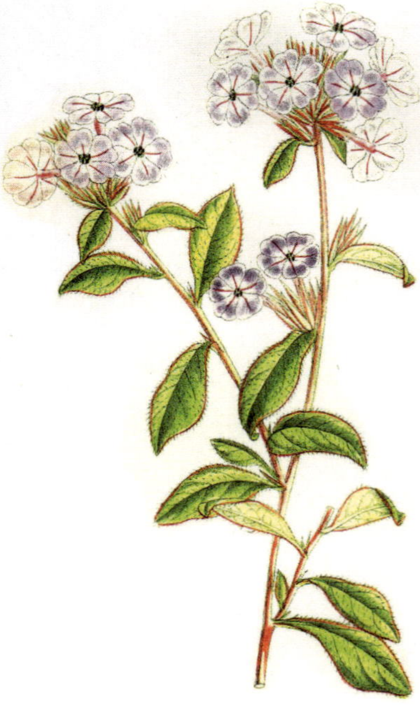

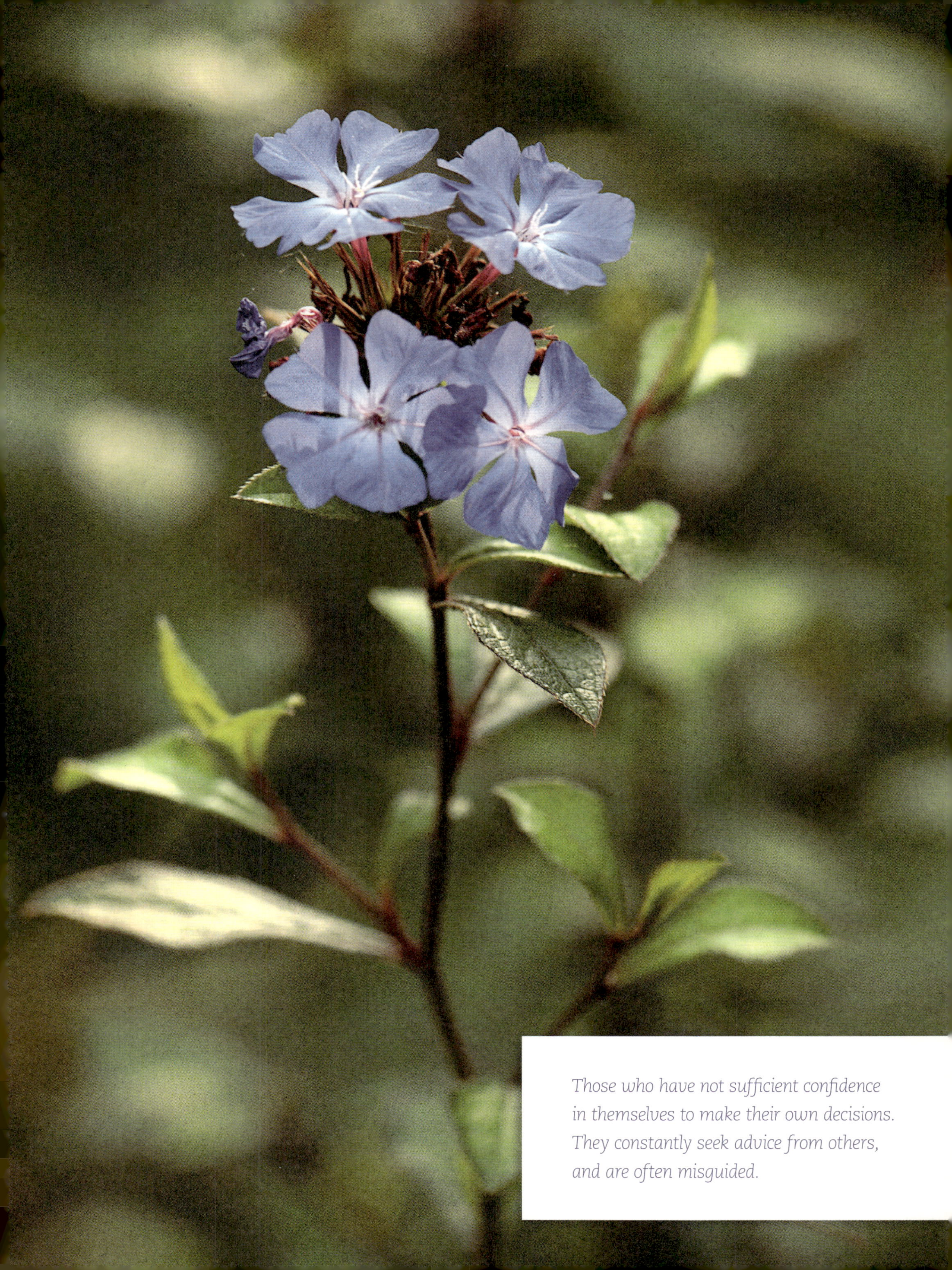

Those who have not sufficient confidence in themselves to make their own decisions. They constantly seek advice from others, and are often misguided.

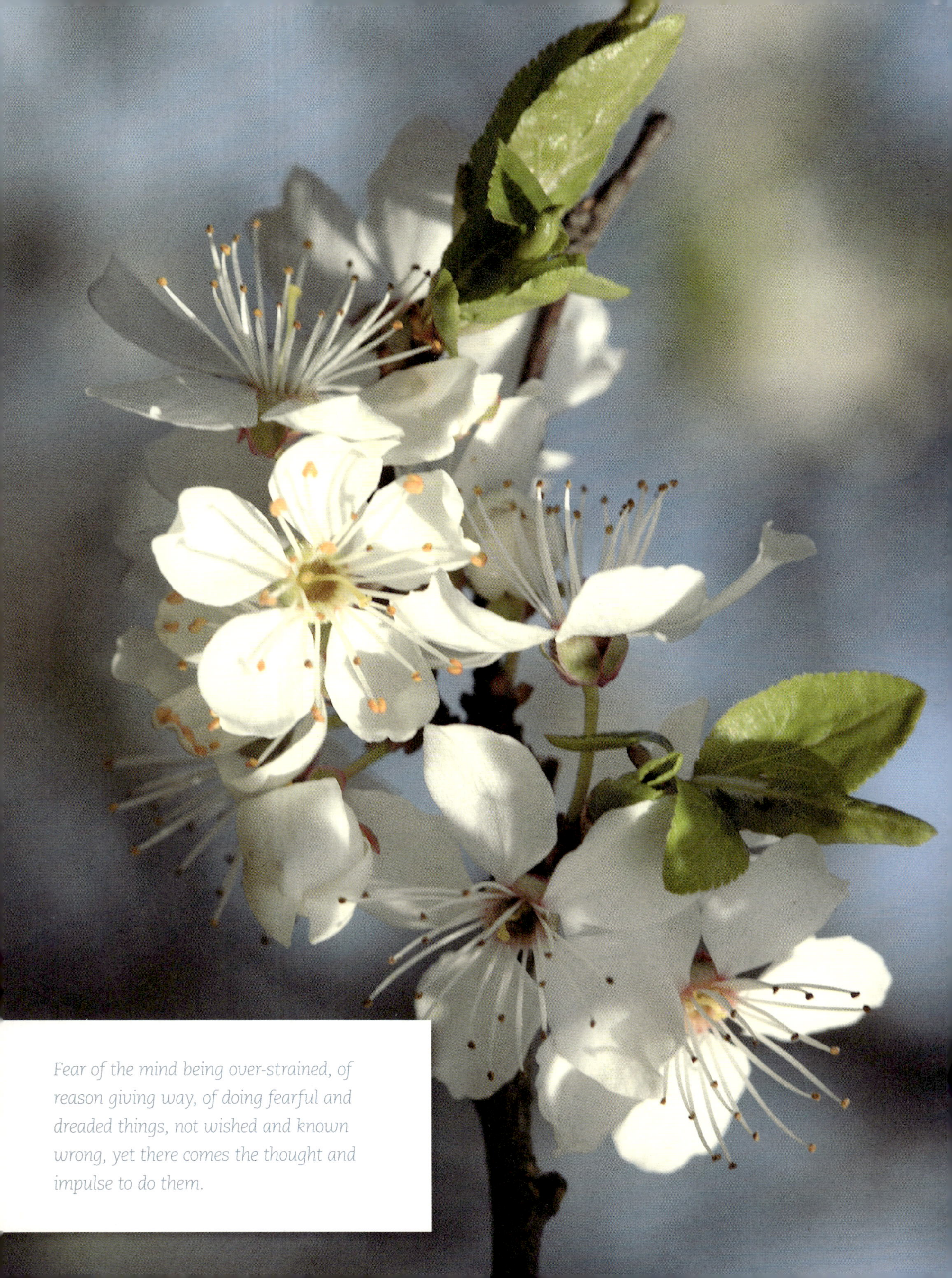

Fear of the mind being over-strained, of reason giving way, of doing fearful and dreaded things, not wished and known wrong, yet there comes the thought and impulse to do them.

06

Kirschpflaume

Cherry Plum

Cherry Plum hilft uns dabei, einen innerlichen „Gefühlsstaudamm“ abzubauen bzw. erst gar nicht aufzubauen.

Manchmal gibt es Situationen, in denen wir uns beherrschen müssen. Wird dieser Mechanismus überstrapaziert, kann es sein, dass wir immer dann, wenn Gefühle bzw. ganz bestimmte Gefühle ins Spiel kommen, „dicht machen“ und versuchen, die Situation unter Kontrolle zu bringen. Die Ursachen für dieses Verhalten können vielfältig sein: Manche haben es in der Kindheit gelernt, bei anderen ist es ein Resultat länger andauernder Stresssituationen oder (beruflicher) Situationen, die ein hohes Maß an Selbstkontrolle erfordern.

Mit der Zeit werden unterdrückte Gefühle unklar. Wie ein Gewässer, das nicht fließen kann, werden sie trüb, undurchsichtig und mitunter furchteinflößend. Es entsteht ein Kampf zwischen Gedankenkontrolle und Gefühlsfluss. Und angestaute Gefühle bauen einen ziemlichen Druck auf, der sich bei der kleinsten Gelegenheit entladen kann.

Cherry Plum lässt uns Vertrauen in unsere eigenen Gefühlswelten fassen. Wir werden die Sicherheit der stetig fließenden Gefühle erfahren, also wirkliche Gelassenheit. Die ordnende Kraft, die diese Blüte in sich trägt, lehrt uns, dass unsere Gefühle weder im Übermaß noch an den falschen Platz transportiert werden, sondern genau so fließen, tröpfeln oder ruhen, wie es unserem Wesen und der Situation entspricht.

Cherry Plum ist auch eine Blüte der Rescue-Mischung.

Themen:

» Fluss, Klarheit der Gefühle, Ordnung der Gefühlsströme.
» Gelassenheit, Selbstbeherrschung, Loslassen.
» **Vertrauen in den eigenen Gefühlsfluss.**
» **Ein ausgeglichenes Verhältnis zwischen Gedankenkontrolle und Gefühlsfluss.**
» Innere Spannung, Angst vor den eigenen „Gefühlsansammlungen“ und vor Kontrollverlust, Furcht/Impuls, etwas Unerwünschtes zu tun.

07

Blattknospe oder Rosskastanie

Themen:

- Entwicklung, vollständige Entfaltung.
- Alles ist im Anfang enthalten.
- Ein Schritt nach dem anderen.
- Die Beziehung zwischen Gedanken und Tat, zwischen Theorie und Praxis.
- Leichtigkeit und Unbekümmertheit im Kreieren, keine Scheu vor der Welt.
- Aufmerksamkeit für Details, Lernbereitschaft, richtiges Einschätzen der eigenen Fähigkeiten.
- Bewusstes Wiederholen.
- Vollständige Umsetzung.
- Übersteigerte Unbekümmertheit, die einen durch das Leben stolpern lässt.
- Wenig Beobachtungsinteresse, Erstaunen über wiederkehrende Fehler.
- In Gedanken oft zwei Schritte voraus.

Chestnut Bud ist die Knospe der Weißen Kastanie. In ihr sind sowohl die Blätter als auch die Blütenstände, aus denen später die Kastanien reifen, verborgen. Es ist immer wieder faszinierend, wie sich diese mit jedem Frühlingstag mehr und mehr zu erkennen geben.

Chestnut Bud ermöglicht uns, alle Lernprozesse vollständig zu durchlaufen. Die Beobachtung der Umgebung, das Lernen auch aus den Erfahrungen anderer, die Einhaltung der Schritte, die es braucht, um etwas gänzlich zu verstehen – das sind alles Qualitäten, die uns Chestnut Bud vermitteln kann. Wenn wir Mühe haben zu verstehen, warum wir ein- und derselben Situation zwar vielleicht in unterschiedlichen Kostümen, aber immer wieder begegnen, dann ist Chestnut Bud die richtige Wahl.

Diese Blüte hilft uns zu erfahren, wie spannend und interessant es ist, aufmerksam zu sein. Die Reihenfolge, Lebendigkeit und Gleichwertigkeit der Schritte, derer es bedarf, um eine Aufgabe oder eine Erfahrung vollständig zu machen, sind von großer Bedeutung.

Wenn wir uns freiwillig immer wieder bewusst machen, was wir gerade tun, und so einen Blick dafür bekommen, wie sehr wir noch auf Kurs sind, werden unfreiwillige Wiederholungen immer seltener. Grundsätzlich sind Wiederholungen notwendig und in jedem natürlichen Wachstumsprozess eingebettet. Ohne sich wiederholende Vorgänge gibt es keinen Fortschritt. Wenn wir etwa einen Baum betrachten, erkennen wir zwei Prinzipien: Wachstum und Teilung. Diese Prinzipien wiederholen sich immerfort.

Der entscheidende Punkt ist, dass unsere Wiederholungen ganz wie die des Baumes Teil einer laufenden Entwicklung sind und nicht immer wieder von neuem am Startpunkt ansetzen.

Auch die Leichtigkeit, die dem Chestnut-Bud-Aspekt innewohnt, ist ein sehr schöner Teil des menschlichen Charakterspektrums, da sie auch dafür verantwortlich ist, dass wir im Leben vieles so erleben dürfen, als wäre es das erste Mal. Sie kennzeichnet eine gesunde Kindlichkeit, die uns die Offenheit für neue Erfahrungen und die Fähigkeit, zu staunen, bewahrt.

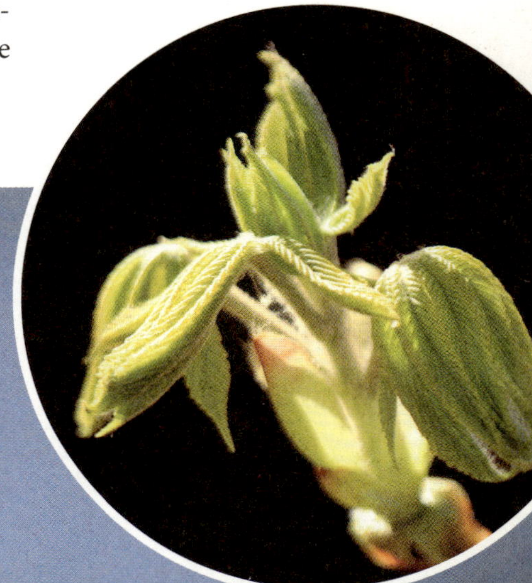

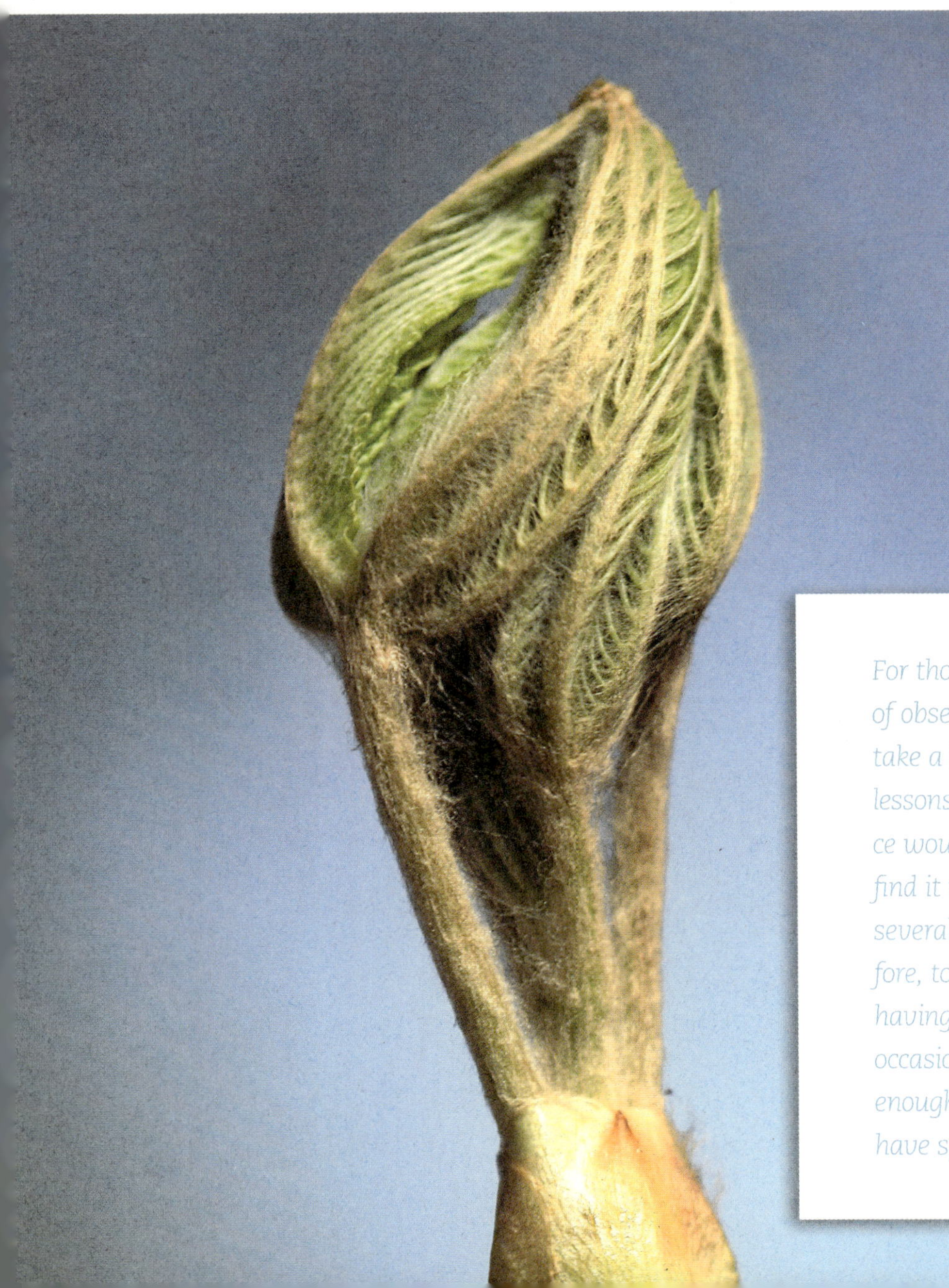

For those who do not take full advantage of observation and experience, and who take a longer time than others to learn the lessons of daily life. Whereas one experience would be enough for some, such people find it necessary to have more, sometimes several, before the lesson is learnt. Therefore, to their regret, they find themselves having to make the same error on different occasions when once would have been enough, or observation of others could have spared them even that one fault.

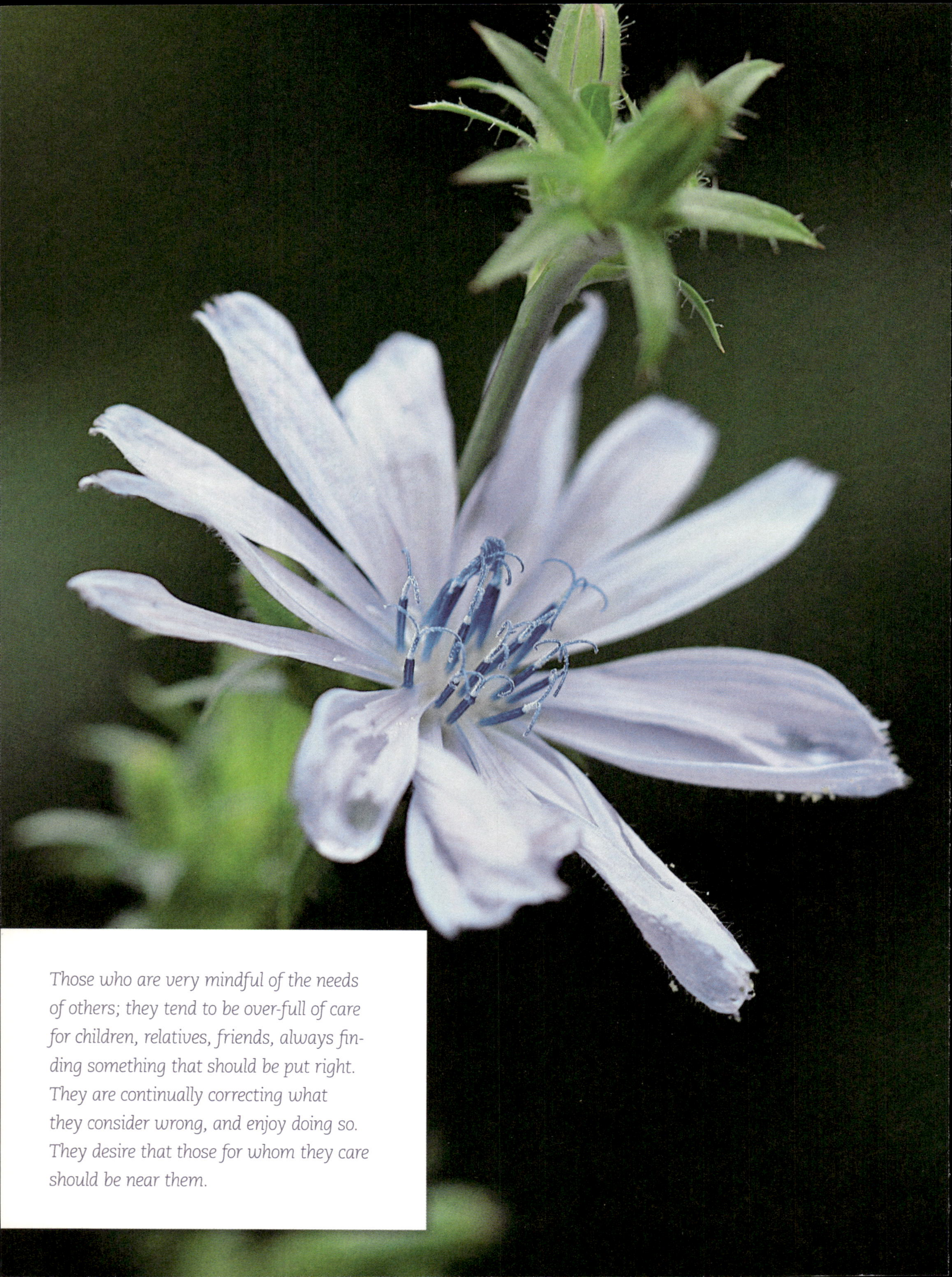

Those who are very mindful of the needs of others; they tend to be over-full of care for children, relatives, friends, always finding something that should be put right. They are continually correcting what they consider wrong, and enjoy doing so. They desire that those for whom they care should be near them.

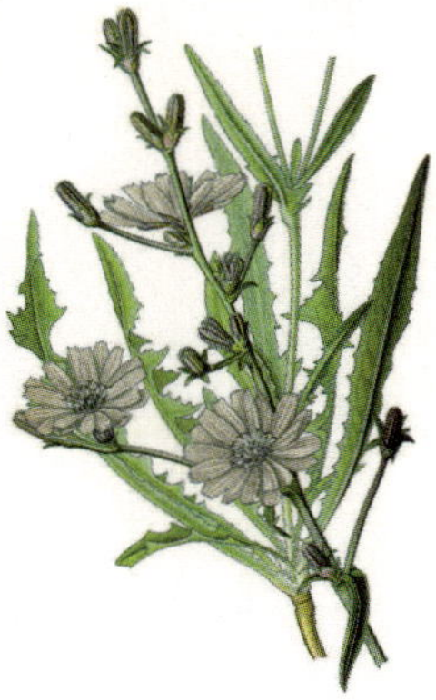

Wegwarte

Chicory

08

Chicory kann uns helfen, wenn wir nicht das Gefühl haben, um unserer selbst Willen gemocht und geliebt zu werden. In diesem Fall kann es dazu kommen, dass wir zu große Anstrengungen unternehmen, um die Sympathie von anderen zu erlangen.

Chicory steht für den Aspekt im Menschen, der mit der Quelle der Liebe und Fülle verbunden ist. Aus dieser können wir schöpfen, völlig frei, wie viel auch immer wir brauchen. Dieses wunderbare Gefühl der Verbundenheit ist in uns allen angelegt.

Der Moment, in dem Chicory für uns zum Thema wird, ist dann gekommen, wenn wir in uns eine starke Sehnsucht spüren, aber den Kontakt zur eigentlichen Quelle des Glücks nicht herstellen können.

Wir beginnen im Freundeskreis oder in der Familie, den ersehnten Zustand des Glücks zu „organisieren". Mit der Zeit werden wir abhängig davon, immer von Menschen umgeben zu sein, mit denen wir sozusagen organisierte Beziehungen pflegen. Darüber hinaus bringen wir uns in die Lage, etwas verdienen zu wollen, was man gar nicht verdienen kann, da es ja von Natur aus frei verfügbar ist. Ein Gefühl des Mangels macht sich bemerkbar, da viele unserer Handlungen Ersatzhandlungen sind.

Wie es sich anfühlt, aus der Fülle heraus zu leben, kann uns die Blüte Chicory vermitteln. Mit diesem Erlebnis verändern sich ohne viel Bemühung unsere Beziehungen in dem Maß, wie sie um diese Erfahrung reicher und vor allem freier werden können.

Themen:

» Fülle, Geben aus der Fülle, bedingungslose Liebe, Selbstlosigkeit, Verbundenheit mit der Quelle, einen Beitrag für das Allgemeinwohl leisten, Verhandlungsgeschick.
» Unterstützend und frei von Erwartung handeln.
» In Freundschaft, Partnerschaft, Familie, Gesellschaft.
» **Schenken und beschenkt werden.**
» Zu große Erwartungen in andere Menschen, ständige Verbesserungen im Blick.
» Enttäuschungen als Folge übermäßigen, aber erfolglosen Einsatzes für andere.
» Die Hilfestellungen, die man gibt, als Investition betrachten und auf die Resultate warten oder pochen.
» Einteilung der eigenen Beziehungen in nützliche und weniger nützliche.

09

Weiße/Gewöhnliche Waldrebe

Clematis

Themen:

- » Manifestation von Ideen, Fantasie, Kreativität, Träume, Planung, Verwirklichung.
- » **Präsenz in Körper und Geist.**
- » Auflösung, Sehnsucht, Rückzug aus der Welt.

Clematis ist mit den Formen der Materialisation und der Dematerialisation verbunden.

Die Entstehung eines neuen Projekts beginnt immer in der Vorstellung und die Kreativität ist eines der Talente von Clematis. Die Blüte ist dann hilfreich, wenn wir Schwierigkeiten haben, unsere Ideen zu realisieren. Wenn alles irgendwo in der Welt der Vorstellungen hängen bleibt und nicht „landen" kann. Das Problem ist also nicht, dass es verschiedene Stadien der Realisierung gibt und dass nicht alle Träume sofort verwirklicht werden wollen und können, sondern vielmehr das Fehlen der Energie oder auch der Bereitschaft, etwas zu verwirklichen.

Clematis ist auch in der Rescue-Mischung enthalten, da in Extremsituationen ein spontaner Versuch der Weltflucht denkbar ist.

In diesem Zusammenhang kommt die andere Seite von Clematis ins Spiel, die der Auflösung. Auch diese ist ein Zustand fehlender Erdung, sei es einer nie erlangten oder einer wieder verlorenen Erdung. Clematis kann uns daher unterstützen, wenn wir uns aus Sehnsucht nach einem Menschen, der nicht mehr am Leben ist, still und leise immer mehr zurückziehen, um uns in die Welt zu begeben, in der dieser vielleicht anzutreffen ist. Auch wenn wir uns nach einer besseren Welt sehnen, ist Clematis die richtige Blüte.

Ein abwesender Blick, das Gefühl, nicht ganz da zu sein, und eine mangelnde Reaktion auf das, was gerade außerhalb unserer Vorstellungswelt vor sich geht, sind in all diesen Fällen die Anzeichen dafür, dass uns Clematis helfen kann.

An Tagen, an denen man ein bisschen abwesend ist, weil man nicht gut geschlafen hat oder aus einem schönen Traum schwer in

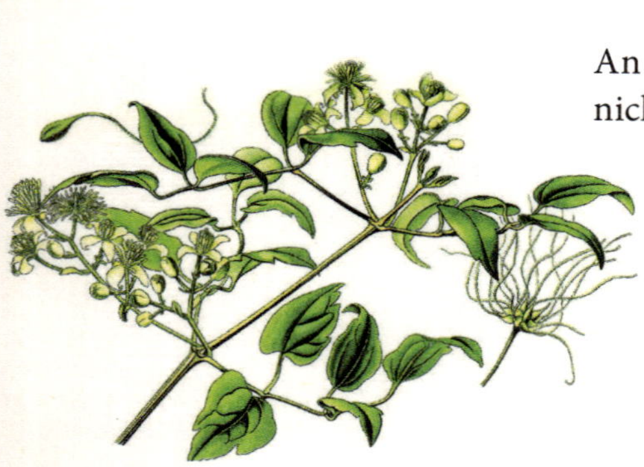

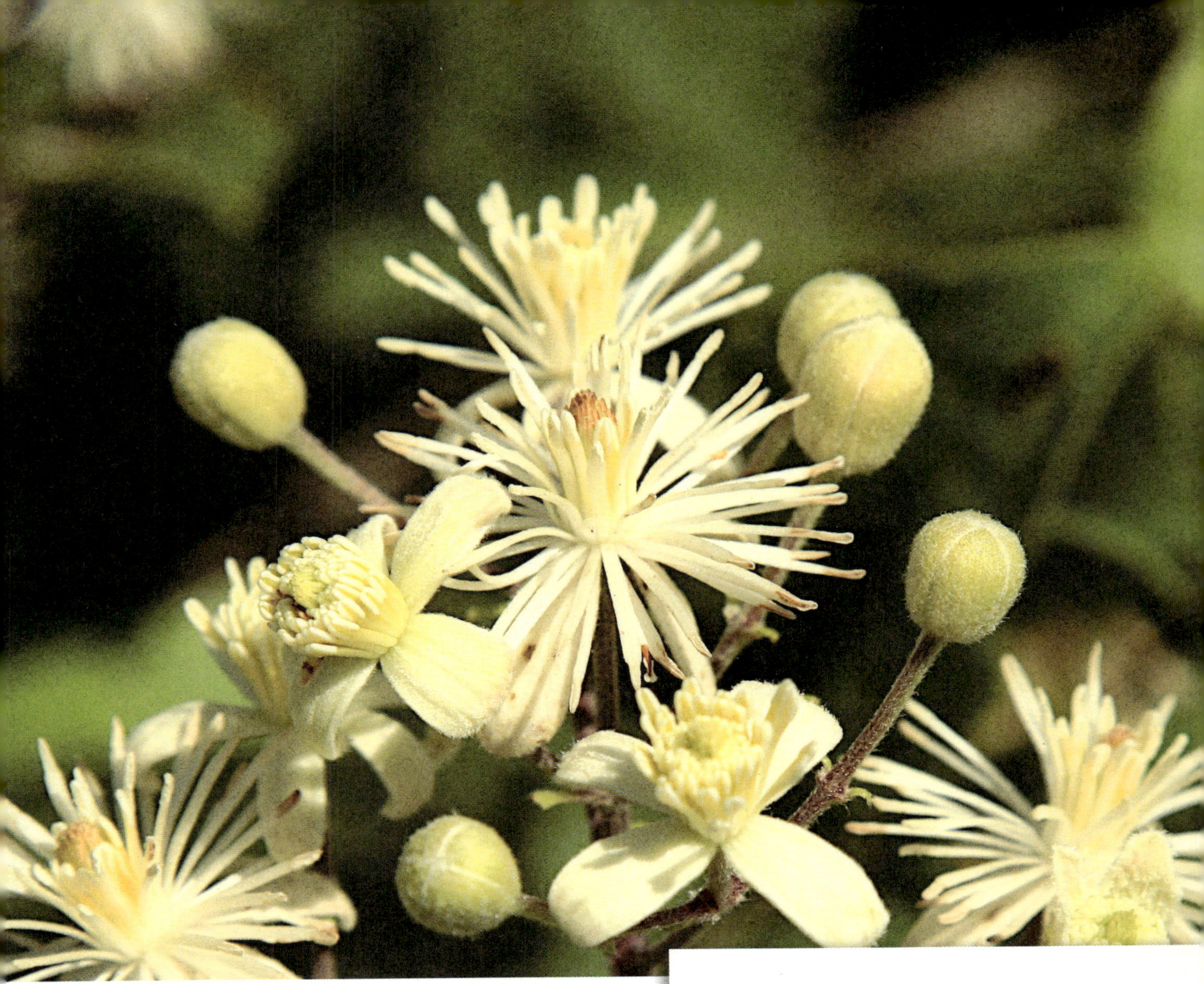

die Realität des Tages finden konnte, reicht es, Clematis in einem Glas Wasser über ein paar Stunden verteilt einzunehmen.

Lebendige Prozesse sind immer im Wandel; es ist ein ständiges Entstehen und Auflösen. Der Zustand in der Mitte, das ganz da Sein, ist zwar immer ein zeitlich begrenzter, aber er darf nicht fehlen. Clematis ist die Blüte, die uns lehren kann, bei allen Lebensprozessen auch den Zustand der völligen Anwesenheit und die Frische der Gegenwärtigkeit bis in die kleinste Zelle zu erleben.

Those who are dreamy, drowsy, not fully awake, no great interest in life.

Quiet people, not really happy in their present circumstances, living more in the future than in the present; living in hopes of happier times, when their ideals may come true.

In illness some make little or no effort to get well, and in certain cases may even look forward to death, in the hope of better times; or maybe, meeting again some beloved one whom they have lost.

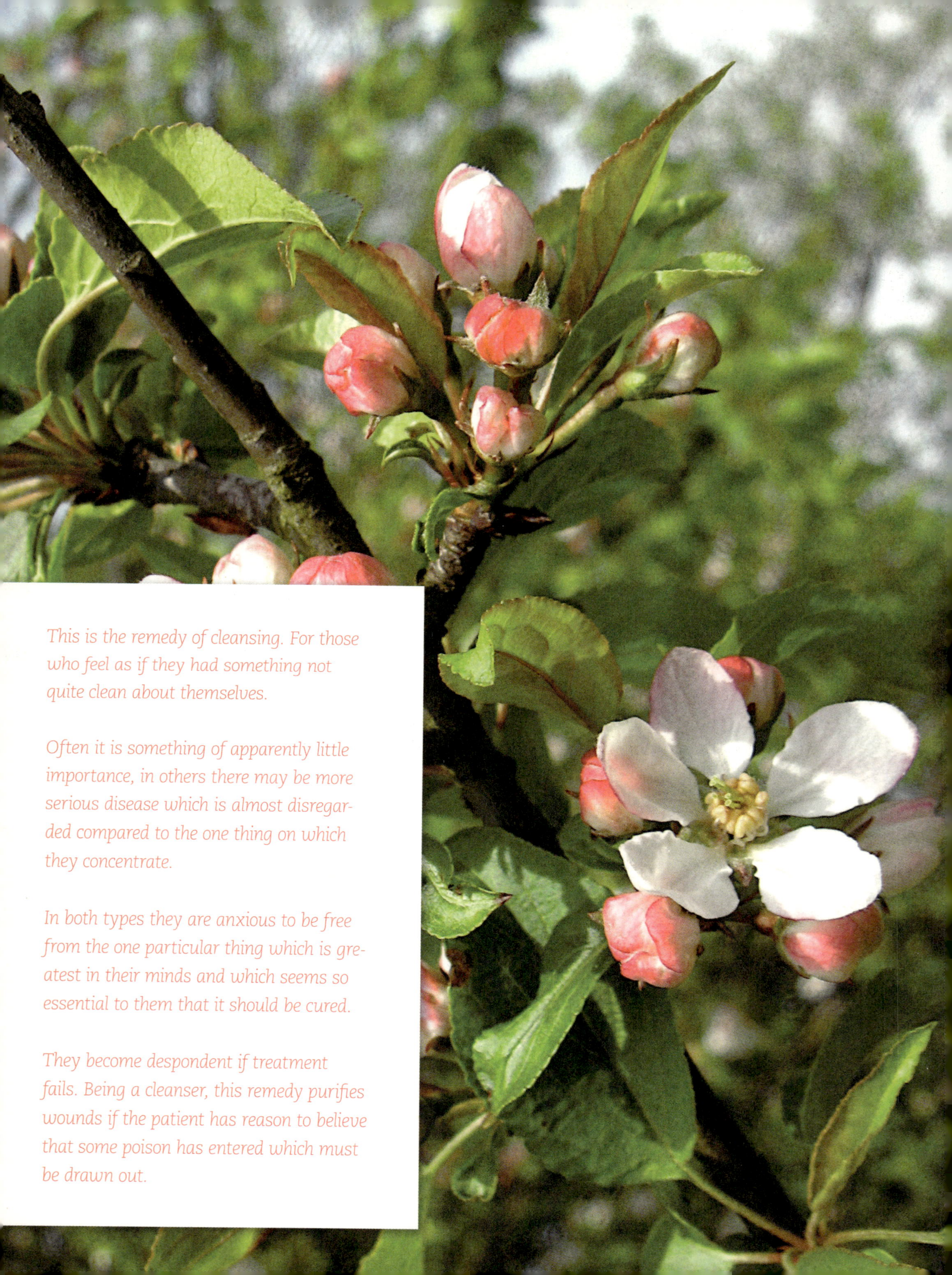

This is the remedy of cleansing. For those who feel as if they had something not quite clean about themselves.

Often it is something of apparently little importance, in others there may be more serious disease which is almost disregarded compared to the one thing on which they concentrate.

In both types they are anxious to be free from the one particular thing which is greatest in their minds and which seems so essential to them that it should be cured.

They become despondent if treatment fails. Being a cleanser, this remedy purifies wounds if the patient has reason to believe that some poison has entered which must be drawn out.

10

Holzapfel

Crab Apple

Crab Apple kann uns helfen, wenn wir ein Problem haben, das in irgendeiner Form mit dem Gefühl der Verunreinigung zu tun hat.

Wenn wir etwas loswerden wollen und gedanklich immer wieder unseren Blick genau auf das richten, was uns zu schaffen macht, bleibt anderes, das aber für ein gutes Vorankommen auch Beachtung benötigen würde, völlig unbemerkt. Wir verlieren das Gefühl für die richtigen Relationen. So kann ein kleiner Fleck auf einer weißen Hose sehr groß werden. Oder es kommt nach einer unangenehmen Begegnung das Gefühl auf, sich dieses Erlebnis wieder „herunterwaschen" zu wollen.

Jedes Ding, das im Haus steht, erzeugt Staub. Jede Haut schuppt sich in kleinsten Dosen täglich ab, wir nehmen Nahrung auf, wir scheiden Teile davon wieder aus. Wir ordnen unseren Schreibtisch, dann arbeiten wir darauf und seine Oberfläche sieht nach einer Stunde völlig anders aus.

Crab Apple gibt uns schrittweise die Gewissheit, dass alle Prozesse in uns und in unserer unmittelbaren Umgebung in einer angemessenen Reinheit und Ordnung ablaufen. Daher wird die Übersensibilität in Bezug auf Reinheit und das Bedürfnis, selbst permanent eingreifen zu müssen, schwächer. Wir lernen abzuschätzen, was unsere „innere Putztruppe" beitragen muss und was geschieht, ohne dass wir uns darum bewusst bemühen müssen. Zudem stellt sich die Erkenntnis ein, dass alle diese Prozesse ständig im Wandel sind.

Wenn wir gerade in einer körperlichen Reinigungs- und Entschlackungsphase sind, hilft uns Crab Apple, diese geistig zu unterstützen.

Themen:

» Reinheit, Ordnung, Makellosigkeit, Anmut. Frische, Sauberkeit, gelungene Proportionen.

» Mikrokosmos – Makrokosmos.

» **Das Vertrauen auf die reinigenden und ordnenden Kräfte in uns und um uns.**

» Gefühl der Unreinheit, Gefühl von körperlicher oder geistiger Verschmutzung.

» Der Drang, etwas Unreines loszuwerden, sich von einer Unordnung zu befreien.

» Im Detail verhaftet sein, wenig Gefühl für die richtigen Proportionen haben.

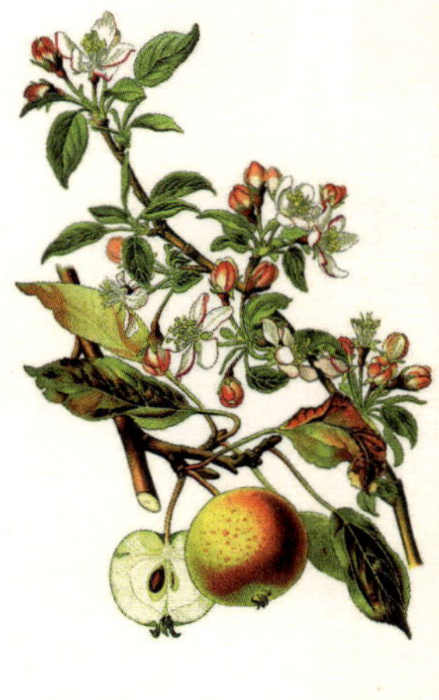

11

Englische Ulme

Elm

Themen:

- Weiser Umgang mit den großen Lebensaufgaben, Verantwortung, kluge Verteilung von Arbeiten (Delegieren).
- Ableiten von Energie in die Peripherie.
- **Annehmen von Hilfe in Situationen der Überforderung.**
- Die Ansicht, alles – aus Verantwortungsgefühl heraus – selbst erledigen zu müssen, plötzliche Verzweiflung und Selbstzweifel.
- Das Gefühl, den Dingen nicht gewachsen zu sein.

Elm hilft uns, wenn uns beim verantwortungsvollen Ausführen einer Aufgabe die plötzliche Kulmination aller notwendigen Tätigkeiten zu erdrücken scheint.

Wir hatten alle wahrscheinlich schon einmal das Gefühl, den Dingen (doch) nicht gewachsen zu sein. Dabei handelt es sich immer um für uns wichtige Aufgaben, um Aufgaben, in deren Zusammenhang wir um die vielen Einzelheiten wissen. Deshalb kann uns so ein Gefühl in Bedrängnis bringen und zu schweren Selbstzweifeln führen.

In dem Zustand, in dem Elm gebraucht wird, glauben wir, alles selber machen zu müssen. Wir können zwischen der Aufgabe an sich, die man ja tatsächlich selber meistern muss, und den vielen kleinen ergänzenden Arbeiten und Zwischenschritten, die auch Kollegen oder Freunde gerne übernehmen, nicht unterscheiden.

Elm unterstützt uns dabei, die Kunst des Delegierens zu erlernen und die Gewissheit zu erlangen, dass wir nicht alleine sind. Die Blüte macht uns genau die Hilfe zugänglich, die wir gerade brauchen. Oft ist es nur eine Kleinigkeit, die die Dinge wieder schaffbar erscheinen lässt. Eine Freundin erklärt sich beispielsweise bereit, ein paar wichtige Anrufe zu übernehmen, die einen im Moment nur unnötig aufhalten würden, jemand anderer geht schnell einkaufen und übernimmt den Weg zur Post, vor einer Prüfung bekommt man die Mitschrift eines Kollegen, die einem genau dort weiterhilft, wo man etwas nicht verstanden hat, und, und, und.

Elm verteilt die Last und das Gewicht, damit der Wagen sozusagen wieder fahren kann.

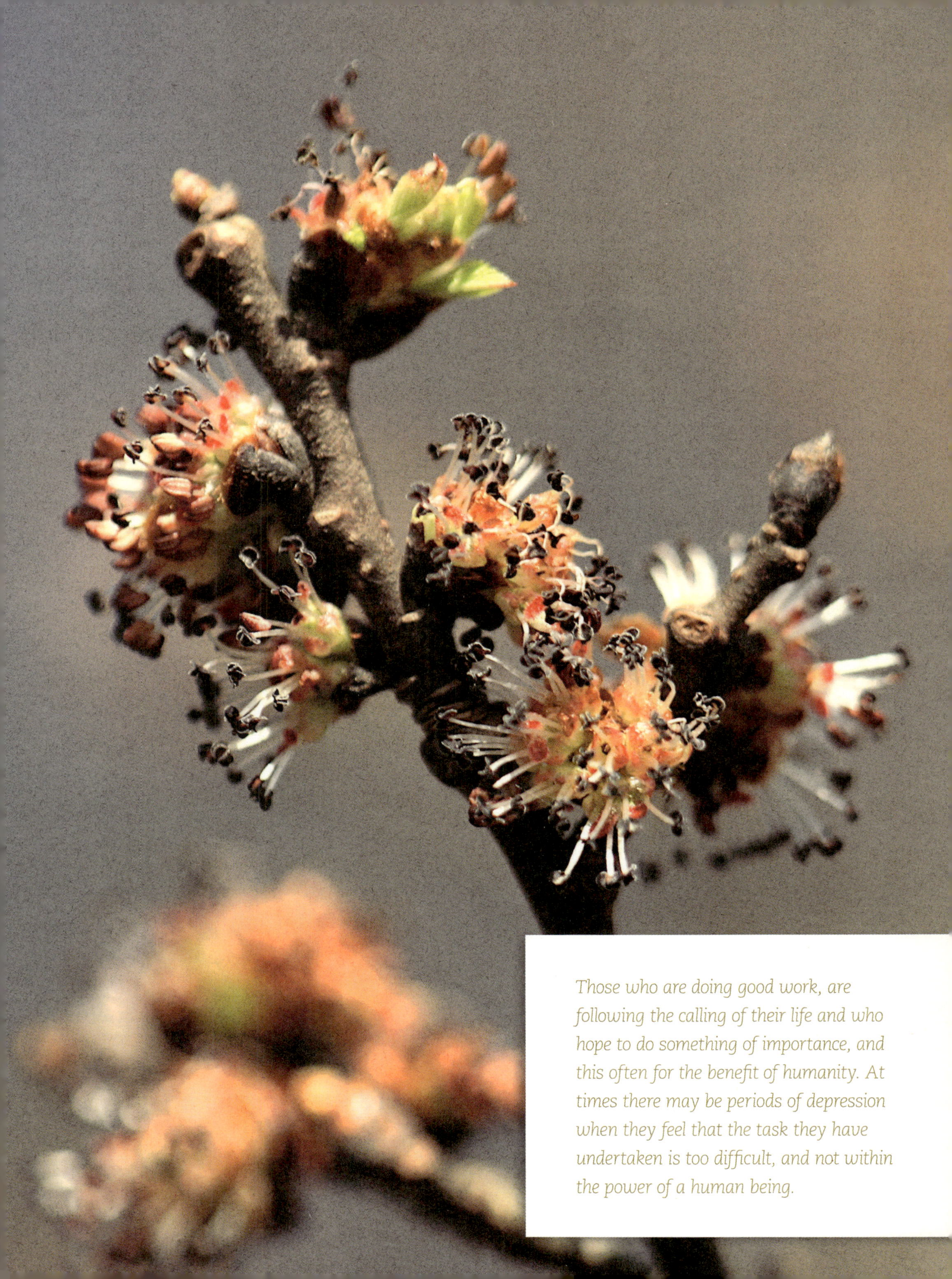

Those who are doing good work, are following the calling of their life and who hope to do something of importance, and this often for the benefit of humanity. At times there may be periods of depression when they feel that the task they have undertaken is too difficult, and not within the power of a human being.

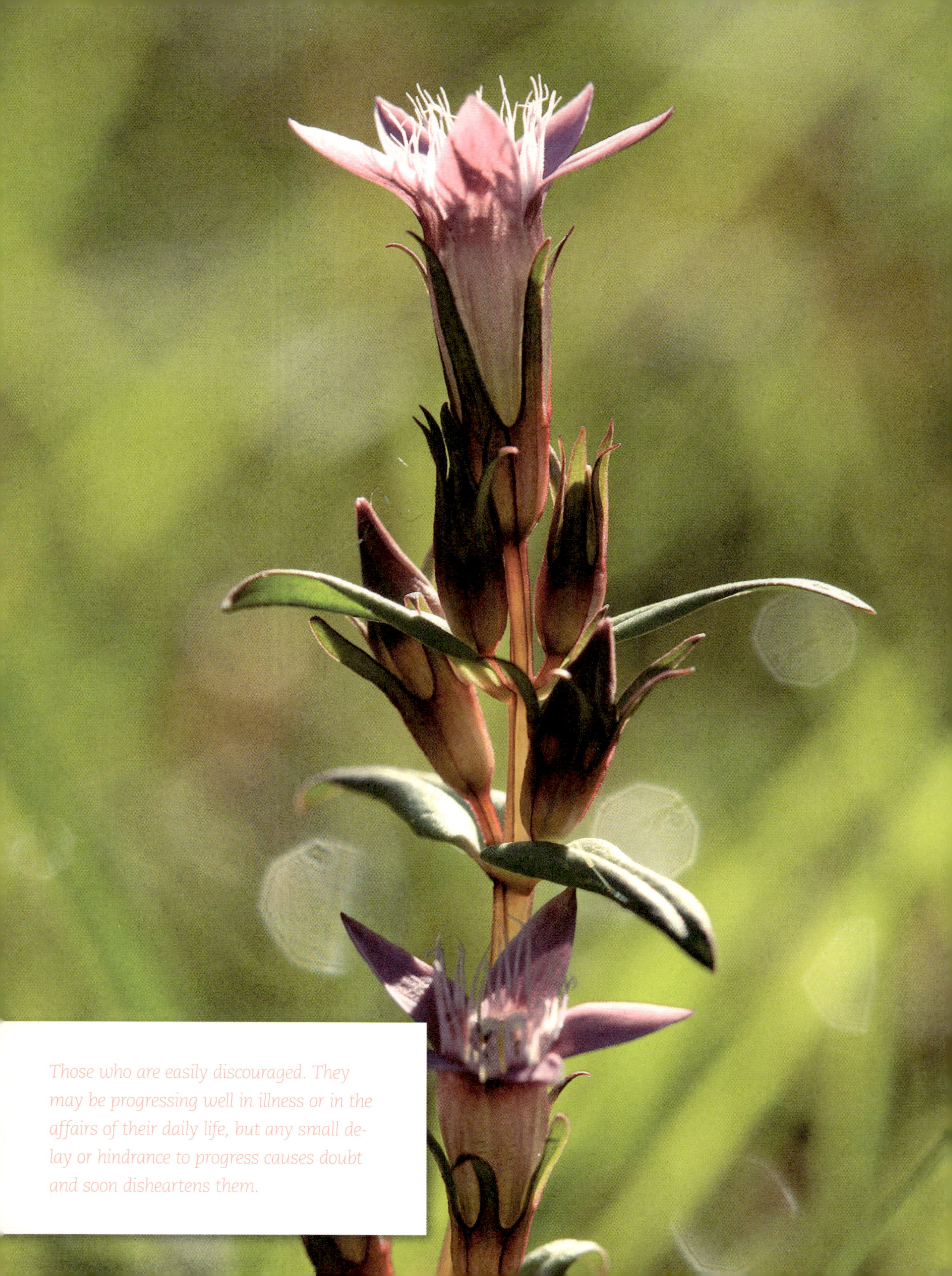

Those who are easily discouraged. They may be progressing well in illness or in the affairs of their daily life, but any small delay or hindrance to progress causes doubt and soon disheartens them.

12

Bitterer Fransenenzian

Gentian

Gentian hilft uns, wenn wir die Tendenz haben, eher das Schlechte zu erwarten und uns vom Positiven maximal überraschen lassen – auch dann, wenn wir eine vorwiegend skeptische Haltung gegenüber Menschen oder in Bezug auf das Gelingen eines Vorhabens einnehmen.

Besonders bei Rückschlagen, wie sie nun einmal vorkommen können, kann uns Gentian eine große Hilfe sein, wenn wir in unserer grundsätzlich zweifelnden Lebenseinstellung bestätigt sind oder so schlimm enttäuscht sind, dass wir momentan weder weiterwissen noch -wollen.

Wenn wir also dazu neigen, entmutigt zu sein, sobald nicht alles nach Plan läuft, ist Gentian die Blüte, die wieder das gesunde Verhältnis zwischen den Kräften herstellen kann. Ein klarer Blick, der nicht von negativen Erwartungen getrübt ist, sorgt dafür, dass die vielen Wege, die sich ein Vorhaben oder eine Beziehung bahnen kann, nicht durch unseren Pessimismus verschlossen werden. Wir sind leichter in der Lage, darauf zu vertrauen, dass sich die Dinge, wie auch immer die Begleitumstände sein mögen, so entwickeln können, wie sie sollen.

Themen:

- Das Wissen um die Welt, Urvertrauen, Entwicklung von Zuversicht, Erkennen des Sinns.
- Das Maß des Zweifels und der Bitterkeit, realistische Einschätzung.
- **Im weltlichen Geschehen Raum für die Kräfte der Liebe, des Vertrauens und der heilsamen Entwicklung geben.**
- Übermaß an Optimismus und Pessimismus, Zweifel, fehlendes Vertrauen in das Gute in der Welt, im Menschen, im Leben.

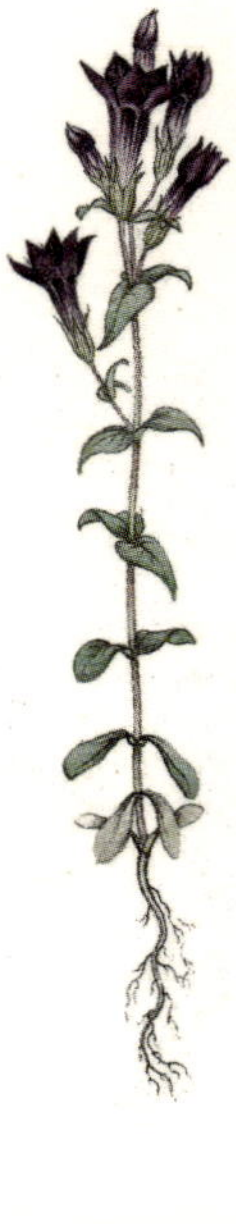

13

Stechginster

Gorse

Themen:

- Dürre, Reduktion, Leidensfähigkeit, bis zum Wendepunkt.
- **Das Wunder der Erneuerung.**
- Resignation, Hoffnungslosigkeit, der Schmerz der Hoffnung, Härte sich selbst gegenüber.

Gorse ist die Blüte des Stechginsters. Allein dessen Anblick verrät viel über die Qualität seiner Blüte, die wir brauchen, wenn wir in einem Lebensbereich aufgegeben haben und keine Hoffnung mehr auf Besserung sehen. Diese Resignation kann sehr deutlich oder weniger deutlich sein, je nachdem, welcher Lebensbereich betroffen ist.

Wenn wir schon lange unter etwas leiden und unsere Zuversicht aufgebraucht wurde, kann Gorse helfen, nicht alles, was in Wirklichkeit auf den Augenblick der Erneuerung, der Veränderung, des Wandels wartet, durch die vermeintliche Gewissheit der Aussichtslosigkeit zu verdecken. Es ist viel verlangt, wenn man in einem wirklich schwierigen Leidenszustand ist, noch die Helligkeit ins Leben zu lassen und nicht jede Hoffnung auf Verbesserung durch die scheinbare Sicherheit der Unveränderlichkeit zu ersetzen.

Gorse wird uns dabei helfen, dass wir wieder ein Stück weit die Bereitschaft zur Veränderung, die manchmal ja völlig unverhofft und von unerwarteter Seite kommen kann, nicht ausschließen, ja im besten Fall sogar wieder einladen können.

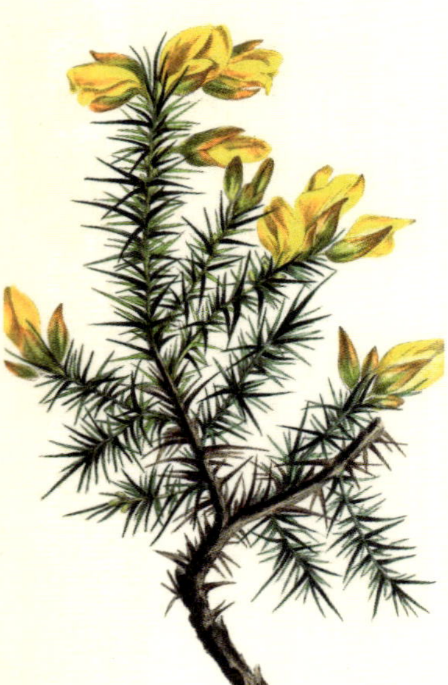

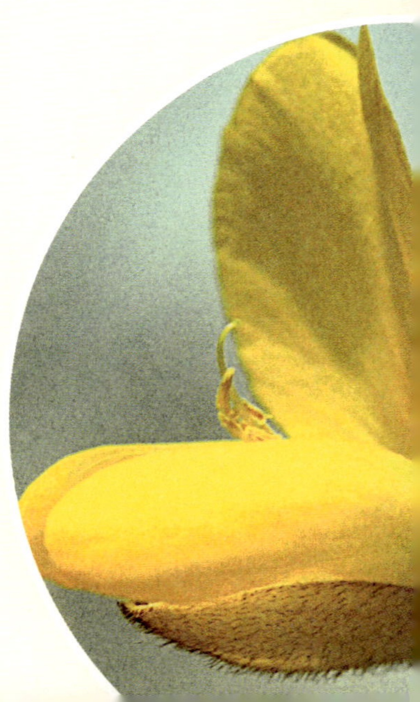

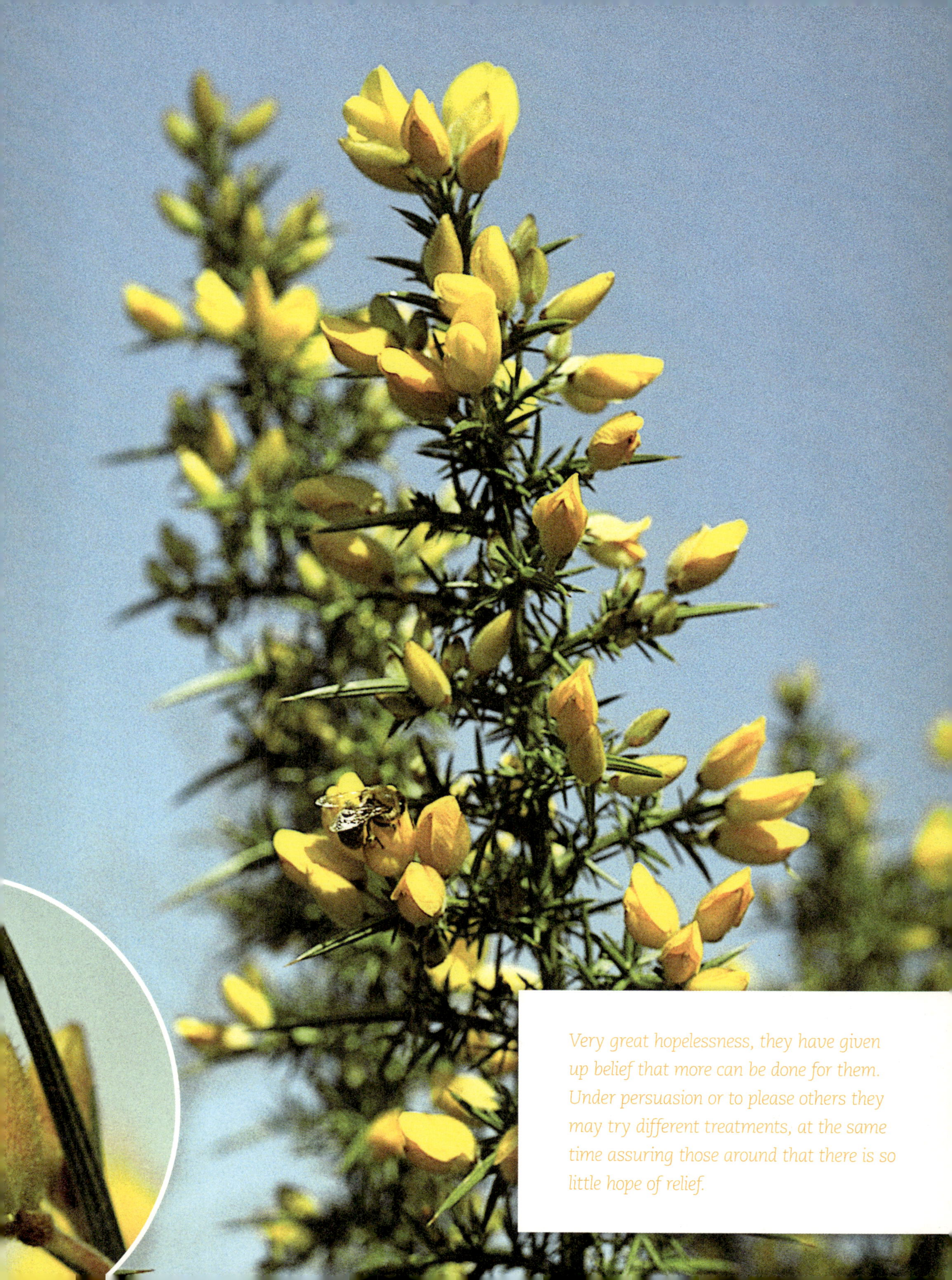

Very great hopelessness, they have given up belief that more can be done for them. Under persuasion or to please others they may try different treatments, at the same time assuring those around that there is so little hope of relief.

Those who are always seeking the companionship of anyone who may be available, as they find it necessary to discuss their own affairs with others, no matter whom it may be.
They are very unhappy if they have to be alone for any length of time.

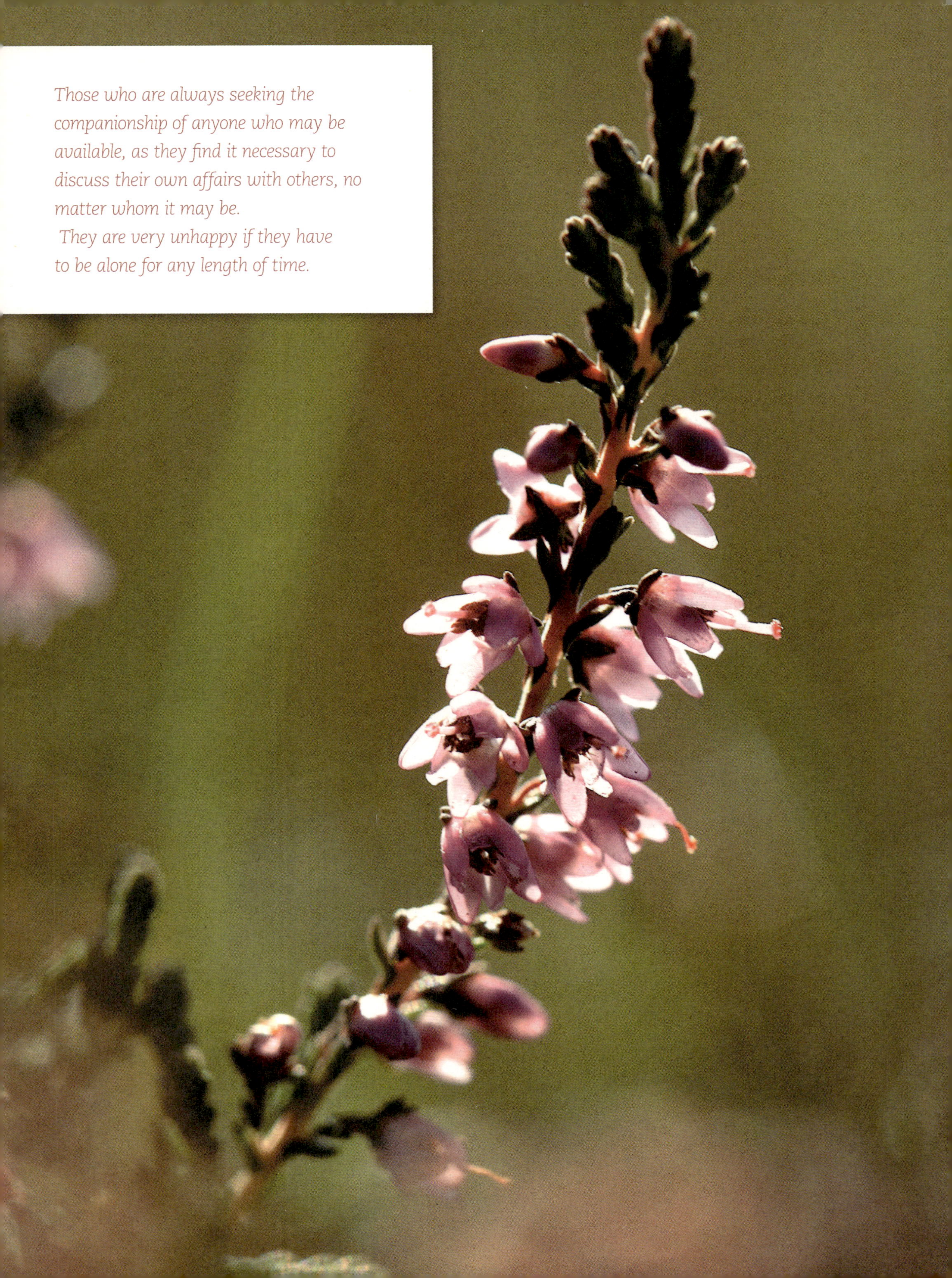

14

Schottisches Heidekraut

Heather

Heather hilft uns, wenn wir alleine sind und das Gefühl haben, uns ohne Gesellschaft nicht wohlfühlen zu können. Genauso kann uns Heather unterstützen, wenn wir zu sehr darauf bedacht sind, nie jemanden zu brauchen. In beiden Fällen lässt uns diese Blüte ein wohltuendes Maß an innerer Geborgenheit erfahren.

Auch wenn wir schon erwachsen sind, gibt es immer einen kindlichen Teil in uns, der versichert sein will, dass alles gut ist. Heather ist die Blüte, die die wichtige Verbindung zum Kind in uns wiederherstellen und bewahren kann.

Wenn das Heidekraut blüht, ist es, als ob die Erde eine rosafarbene Decke über der Landschaft ausbreitet. Sie lädt uns ein, darauf Platz zu nehmen, um ihre Fürsorge und Nähe zu spüren.

Themen:

- Im Familienverbund gut aufgehoben sein, sich wohlfühlen.
- Gute Vernetzung.
- Die Fähigkeit, sich um sich selbst zu kümmern, die eigenen Bedürfnisse zu erfüllen und zu artikulieren.
- **Rundum geborgen.**
- Einsamkeit, schwer alleine sein können.
- Zu viele Aktivitäten.
- Bedürfnis nach Aufmerksamkeit, Anerkennung, Unterhaltung.
- Mangel an Sicherheit und Geborgenheit.
- Überbetonung der eigenen Kompetenz.

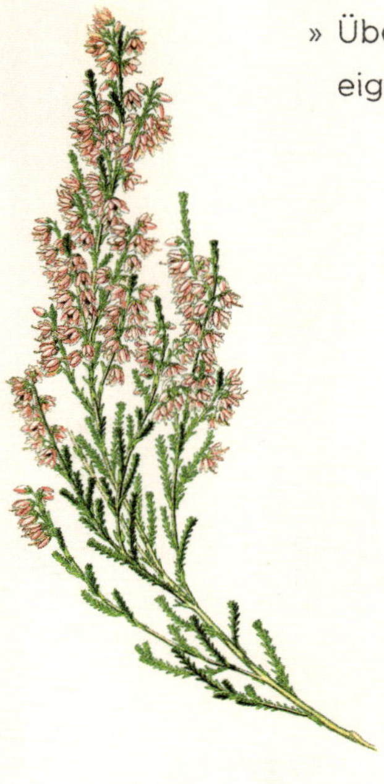

15

Stechpalme

Holly

Themen:

- Herzensweite, Herzensstärke, Größe, Großherzigkeit, Güte.
- Angemessene emotionale Reaktion, mit Gefühlsäußerungen anderer Menschen umgehen können.
- Liebe fühlen und teilen.
- Abwehr, Argwohn, Wut, Ärger.
- Schwierigkeit, angemessen auf Situationen zu reagieren, verletzte Gefühle, Verletzung der Gefühle anderer, Enge im Herzen.
- Leid durch beengende Gefühle.

Holly hat die Kraft, uns in jeder Herzensangelegenheit eine gute und große Lehrerin zu sein.

Wenn wir alles zu persönlich nehmen, was über uns oder in unserer Nähe geäußert wird, uns sehr schnell angegriffen fühlen, wir leicht in Ärger geraten oder misstrauisch sind, dann kann uns Holly helfen, die Herzensstärke und -weite zu entwickeln, die uns eine größere Sicht ermöglicht und ein wirklich liebevolles Empfinden erfahrbar macht.

Die Sehnsucht nach dem Frieden, der in uns allen wohnt, ist ein Moment, der auch in Holly wohnt. Wir leiden sehr darunter, wenn wir aufgrund von ärgerlichen oder eifersüchtigen Gefühlszuständen davon abgehalten sind, diesen Frieden zu erleben oder ihm wenigstens näherzukommen. Holly kann uns einen größeren Spielraum der Gefühle eröffnen, wo wir nach und nach ein sicheres, weites und wärmendes Gefühl in und um uns entdecken können.

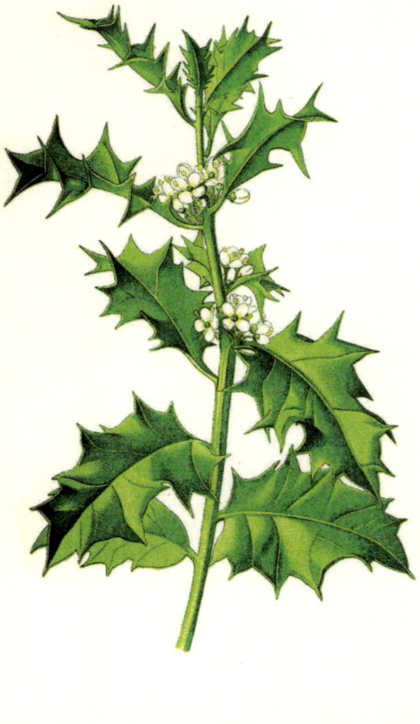

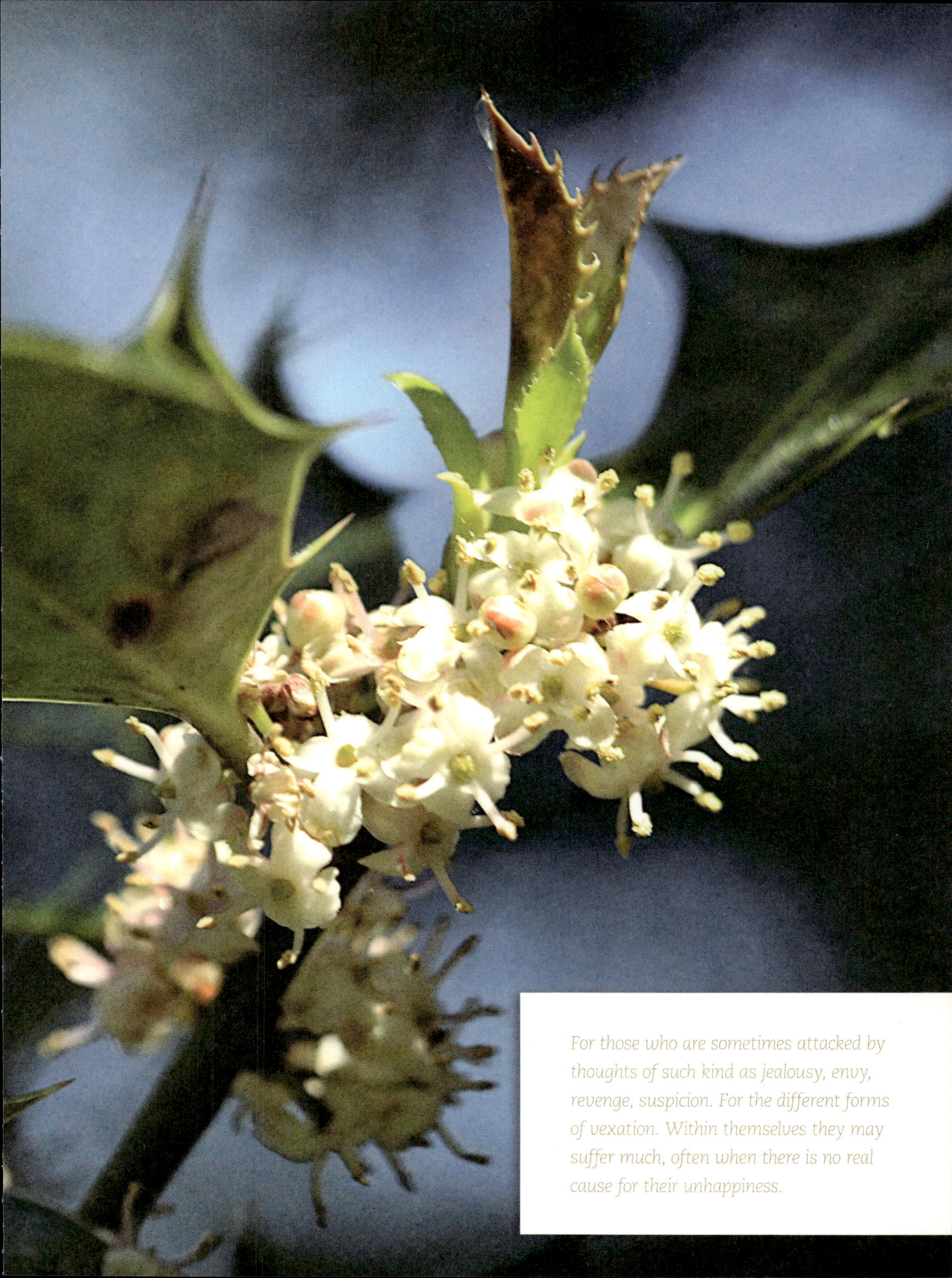

For those who are sometimes attacked by thoughts of such kind as jealousy, envy, revenge, suspicion. For the different forms of vexation. Within themselves they may suffer much, often when there is no real cause for their unhappiness.

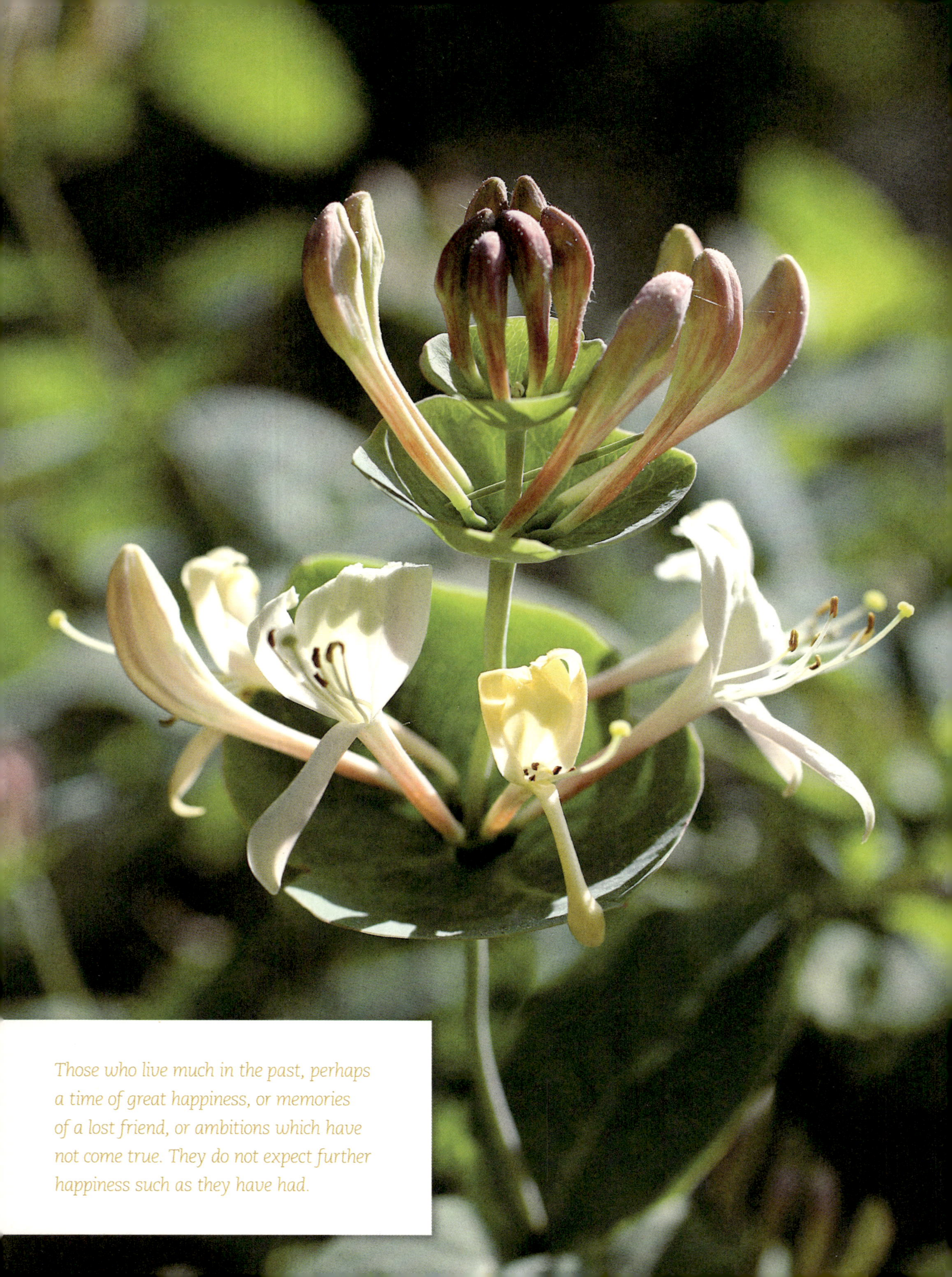

Those who live much in the past, perhaps a time of great happiness, or memories of a lost friend, or ambitions which have not come true. They do not expect further happiness such as they have had.

16

Echtes Geißblatt,
Wohlriechendes Geißblatt, Jelängerjelieber

Honeysuckle

Honeysuckle hilft uns, wenn wir zu sehr mit der Vergangenheit verbunden sind, sei es durch gute oder schmerzliche Erinnerungen, und deshalb zu wenig Energie, Aufmerksamkeit und Präsenz in der Gegenwart haben.

Oft merken wir nicht sofort, sondern erst nach Wochen oder Monaten, dass wir nicht mehr so wach oder freudig auf die Möglichkeiten des täglichen Lebens zugehen, sondern immer weniger Interesse an den Tag legen. Manchmal machen einen auch andere auf die eigene Veränderung aufmerksam und man wird gefragt, was los sei.

Honeysuckle ermöglicht uns, im Wandel stets das Fruchtbare und Wertvolle mitzunehmen, es für die Gegenwart verfügbar zu machen und alles hinter uns zu lassen, was wirklich nicht mehr ist. Dadurch schaffen wir wieder Raum für neue wertvolle Erfahrungen.

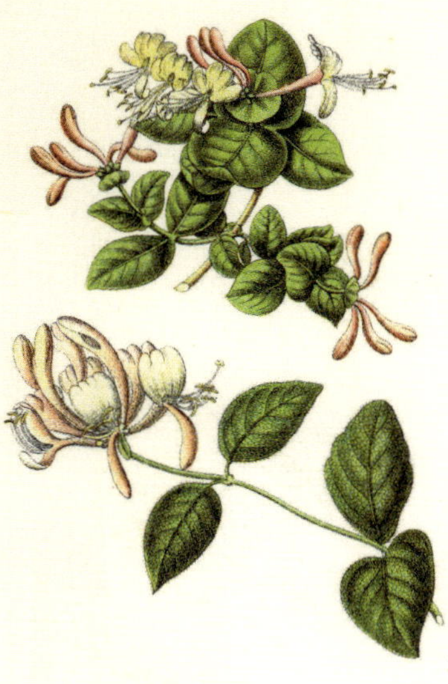

Themen:

- Loslassen, alte Ranken abstreifen, Dinge, die heute nicht mehr relevant sind, hinter sich lassen.
- Die Früchte der Vergangenheit ernten und in der Gegenwart nutzbar machen.
- Vollständige Präsenz in der Gegenwart.
- Treue.
- **Verständnis über den Wandel der Zeit.**
- Heimweh, Sehnsucht nach früheren Zeiten, Nostalgie, Sentimentalität.
- Fehlende Erinnerung an vergangene Perioden des Lebens, Über- und Unterbetonung der Vergangenheit.

17

Weißbuche oder Hainbuche

Hornbeam

Themen:

- Frische des Geistes, Wachheit, Rhythmus, Abwechslung, Konzentration, Spannkraft, Tanz, Interesse, spielerisches Herangehen an scheinbar monotone Aufgaben.
- **Bewegtes Interesse.**
- Müdigkeit angesichts der bevorstehenden Aufgaben, lähmende Monotonie, das Gefühl, nicht genügend substanzielle Kraft für den Tag zu haben, Wunsch nach Stärkung, Überkonzentration, zu starke geistige Anstrengung.

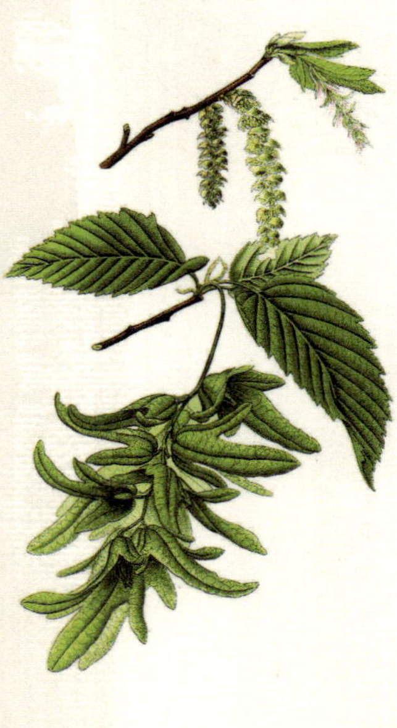

Hornbeam hilft uns, wenn wir der Meinung sind, dass ein Berg von uninteressanten Aufgaben vor uns liegt, und wir schon angesichts dessen ermüden.

Diese Blüte begegnet uns im täglichen Leben, wir alle kennen diese Situationen: Ein Stapel Rechnungen für die längst fällige Steuererklärung wartet auf uns, ein Haufen Bügelwäsche türmt sich, eine Woche ohne Höhepunkte, dafür mit viel Arbeit kündigt sich uns schon am Sonntagabend an. Hornbeam holt uns aus der geistigen Monotonie, bringt Bewegung in den Alltag, unterstützt die Wahrnehmung und Aufmerksamkeit.

Ein kleines Beispiel: Früher haben wir uns Schafe vorgestellt und gezählt, um durch diese Gleichförmigkeit zu ermüden und leichter einzuschlafen. Die Blüte der Hainbuche steht mit der Regulierung der Spannkraft in Verbindung und lässt uns am Tag sozusagen statt tausender Schafe ein Känguru, zwei Springböcke und drei Esel erwarten und immer schon gespannt sein, was als nächstes kommt. Aber auch wenn wir zu sehr angespannt und konzentriert sind und zu wenige Pausen machen, hilft uns Hornbeam, einen guten Rhythmus zu finden.

Die Blüten der Hainbuche zeigen uns diese Mischung aus luftiger Offenheit und erdiger Kraft auch in ihrem Erscheinungsbild: Wenn die Blüten ganz geöffnet sind, sieht es aus, als ob sie tanzend um den starken Baum schweben.

For those who feel that they have not sufficient strength, mentally or physically, to carry the burden of life placed upon them; the affairs of every day seem too much for them to accomplish, though they generally succeed in fulfilling their task.

For those who believe that some part, of mind or body, needs to be strengthened before they can easily fulfill their work.

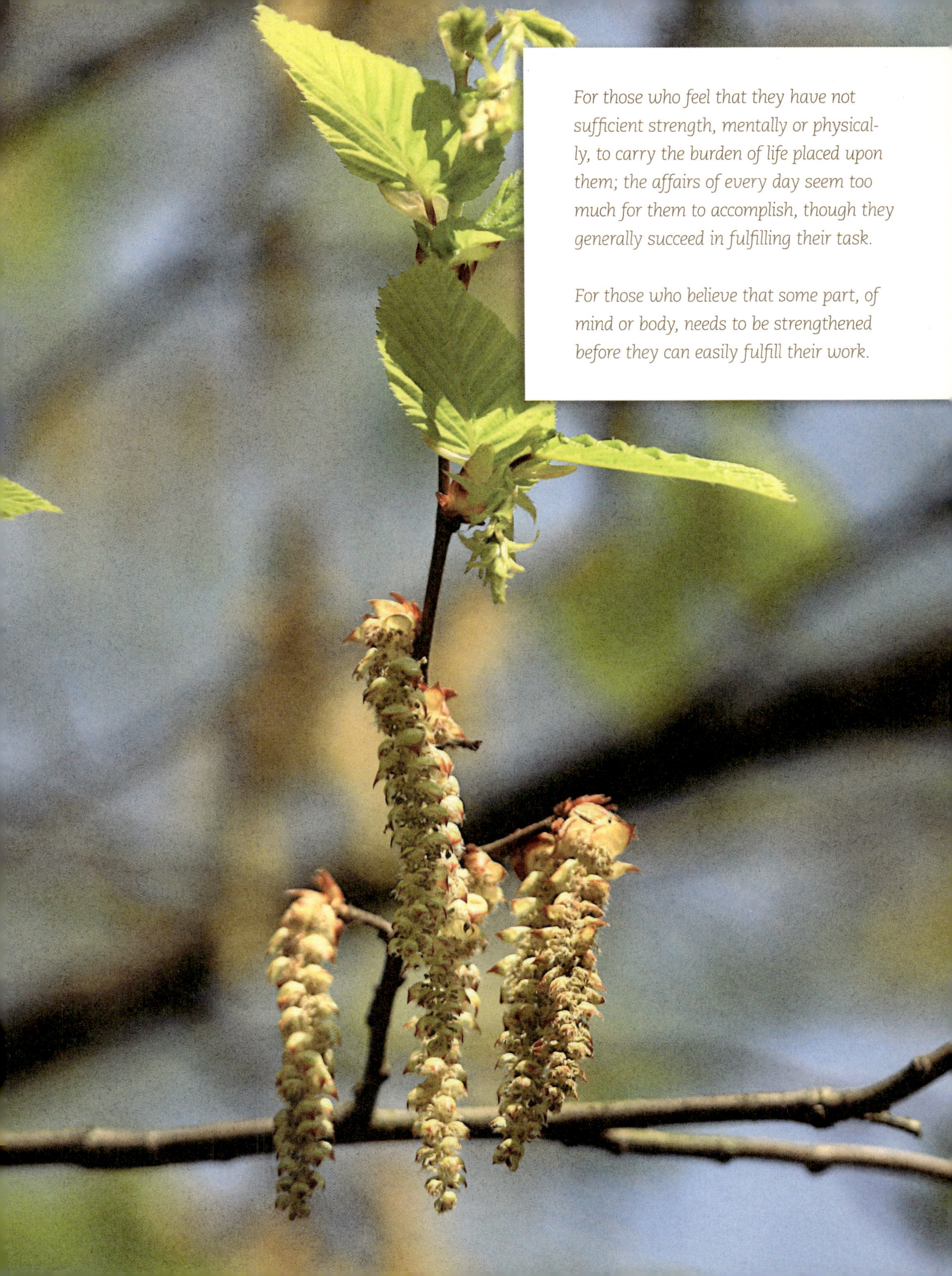

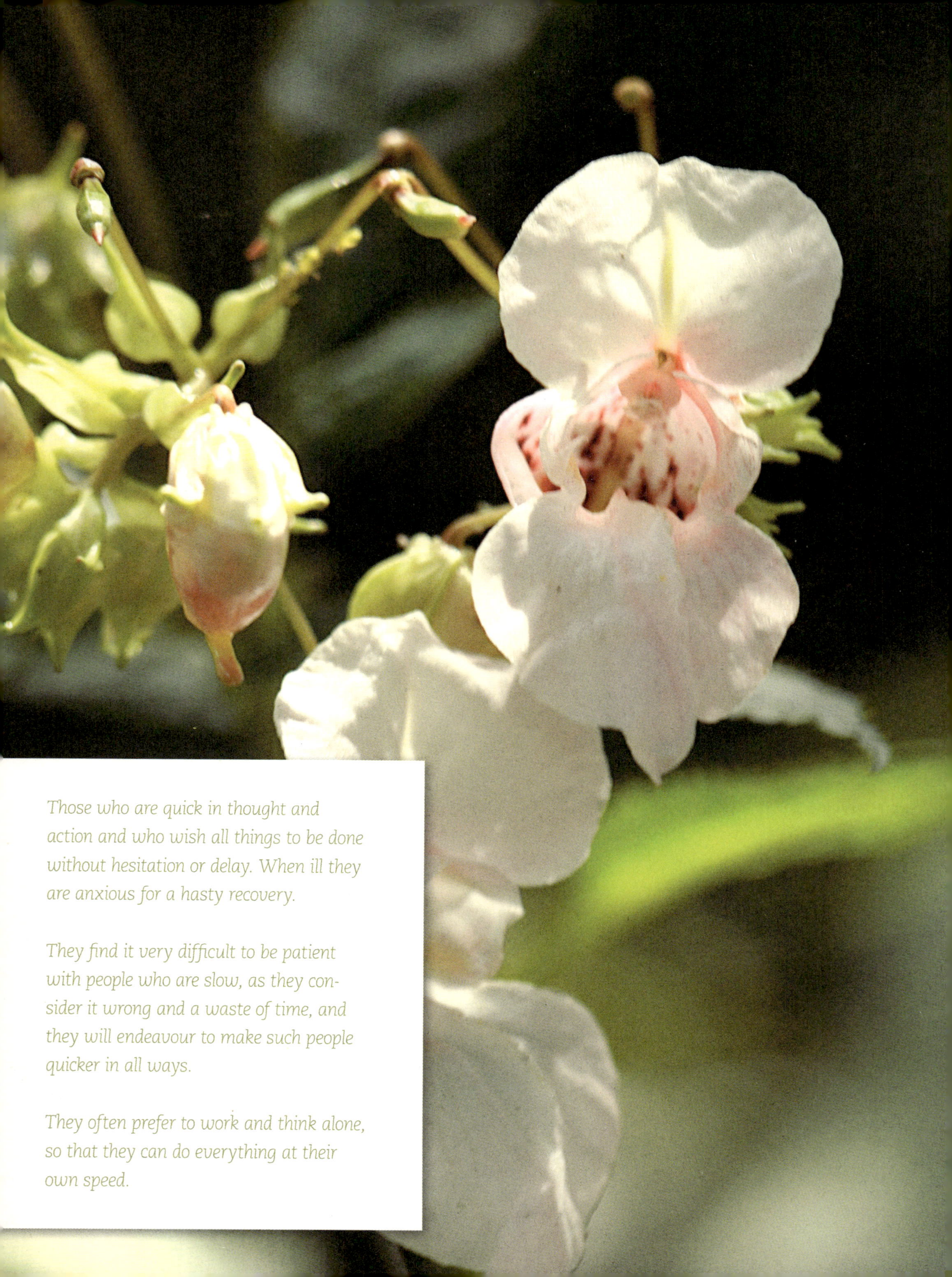

Those who are quick in thought and action and who wish all things to be done without hesitation or delay. When ill they are anxious for a hasty recovery.

They find it very difficult to be patient with people who are slow, as they consider it wrong and a waste of time, and they will endeavour to make such people quicker in all ways.

They often prefer to work and think alone, so that they can do everything at their own speed.

18

Drüsentragendes Springkraut

Impatiens

Impatiens hilft uns, wenn wir unter Zeitdruck stehen und das Gespür dafür verlieren, was wir wann und mit welcher Geschwindigkeit zu erledigen haben.

Themen:

- Impuls, Zeit, überschießende Kraft, Stillstand, Ruhe, Geduld, Rhythmus.
- **Kraft des Moments.**
- Ungeduld mit sich und anderen, Hektik ohne Gefühl für die Relevanz der Tätigkeiten, Druck auf sich und auf andere.
- Der Wunsch, alles lieber schnell selbst zu machen, Einsamkeit.

Wir brauchen diese Blüte, wenn wir permanent das Gefühl haben, zu wenig Zeit zu haben, und sich die innere Hektik auch dann nicht abstellen lässt, wenn wir einmal gar nichts tun. Indem wir uns sozusagen auf einer anderen Zeitebene bewegen, entfernen wir uns Schritt für Schritt von unseren Mitmenschen. Die Folge ist eine Einsamkeit, die wir meist gar nicht sofort als solche empfinden, da wir ja damit beschäftigt sind, irgendetwas aufzuholen.

In der Zeit, in der wir leben, gehört es fast zum guten Ton, keine Zeit zu haben, jede Minute produktiv zu nutzen und Leistung fortwährend zu maximieren. Das sind, wie viele von uns schon am eigenen Leib erfahren mussten, kurzsichtige Unterfangen, da dadurch die Verbindung zu den lebenswichtigen mentalen, emotionalen, sozialen, aber auch körperlichen Ressourcen immer mehr abgeschnürt wird.

Impatiens ermöglicht uns wieder ein natürliches Verhältnis zum Rhythmus, zur Kraft des Augenblicks und zur für uns angemessenen Geschwindigkeit.

Impatiens ist eine Blüte der Rescue-Mischung.

Verschiedene Lebensbereiche haben auch unterschiedliche Zeiten. Manches braucht Jahre, manches ist in stetigen kleinen Schritten zu absolvieren und manchmal gilt es die Gunst der Stunde zu erkennen und spontan zu handeln. Impatiens kann uns helfen, die unterschiedlichen Zeitqualitäten abzutasten und unser Verhalten und unsere Tätigkeiten nach diesen zu richten.

19

Europäische Lärche

Larch

Themen:

- Selbstbewusstsein, Einzigartigkeit, Gleichwertigkeit, Individualität, Einschätzung der eigenen Fähigkeiten, Wille zur Verwirklichung.
- Vertrauen in die eigenen Fähigkeiten, Bescheidenheit im Sinne der Gleichwertigkeit aller Menschen, angemessene Risikobereitschaft.
- **Selbstvertrauen und Wille zur Umsetzung.**
- Minderwertigkeitsgefühl, Bescheidenheit im Sinne des „sich Kleinmachens", fehlender Mut zum Versuch, keinerlei Risikobereitschaft.

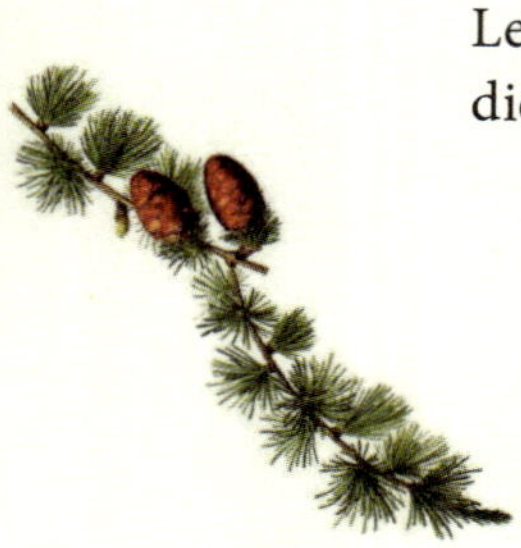

Larch ist die Blüte der Lärche. Dieser Baum wirft im Herbst seine Nadeln ab. Das unterscheidet ihn von den anderen Nadelbäumen. Er trägt im Jahresverlauf immer ein anderes Kleid: Im Herbst sind die Nadeln goldgelb, im Winter wirkt die Lärche kahl und still, im Frühjahr wachsen die neuen Nadeln als hellgrüner Flaum und im Sommer ist die Lärche je nach Größe, Alter und Standort wunderschön anzusehen – sie ist immer mit einem ganz eigenen Charakter ausgestattet.

Diese Blüte kann uns helfen, wenn wir das Gefühl haben, nicht so gut zu sein wie andere. Larch unterstützt uns, wenn es uns schwerfällt, unsere Ziele zu verfolgen, weil wir meinen, dass wir nicht die Stärke, die Fähigkeit oder die Begabung haben, über die andere aus unserer Sicht reichlich verfügen. Doch wenn wir gar keinen ernsthaften Versuch unternehmen, können wir die Erfahrung des Gelingens auch nicht machen.

Larch ist die richtige Blüte, wenn wir uns an anderen messen, ohne dabei zu berücksichtigen, wer *wir* sind und so für das, was *unser* Leben verlangt, nicht alles geben können. Larch kann uns helfen, die Sicht auf uns und auf andere zu überdenken.

Es gibt ein Kinderlied in dem es heißt:

Es war eine Mutter,
die hatte vier Kinder,
den Frühling, den Sommer,
den Herbst und den Winter …

Menschen nicht in bessere und schlechtere einzuteilen, sondern als einzigartige und zugleich verwandte Wesen zu erleben, ist die Qualität von Larch.

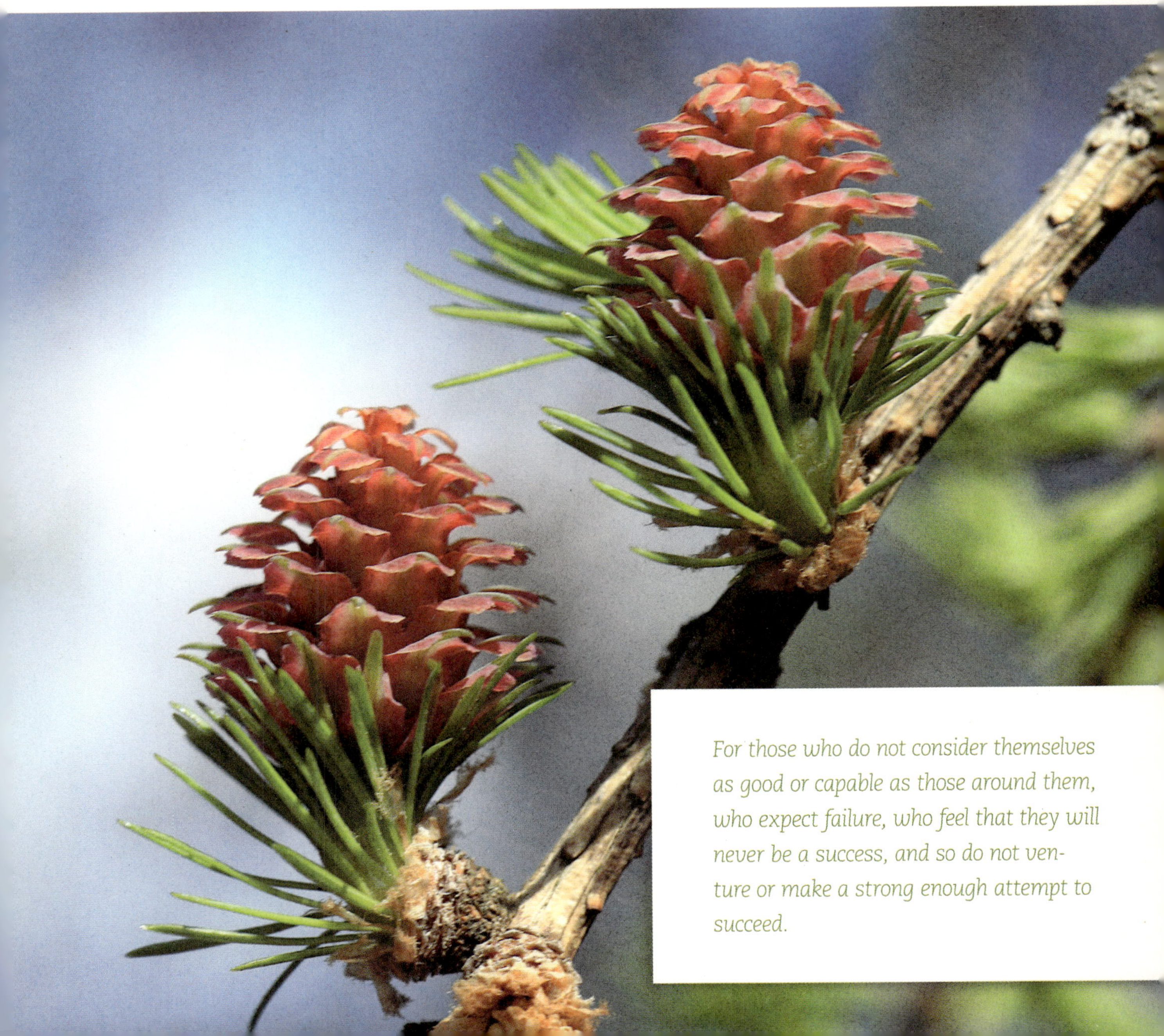

For those who do not consider themselves as good or capable as those around them, who expect failure, who feel that they will never be a success, and so do not venture or make a strong enough attempt to succeed.

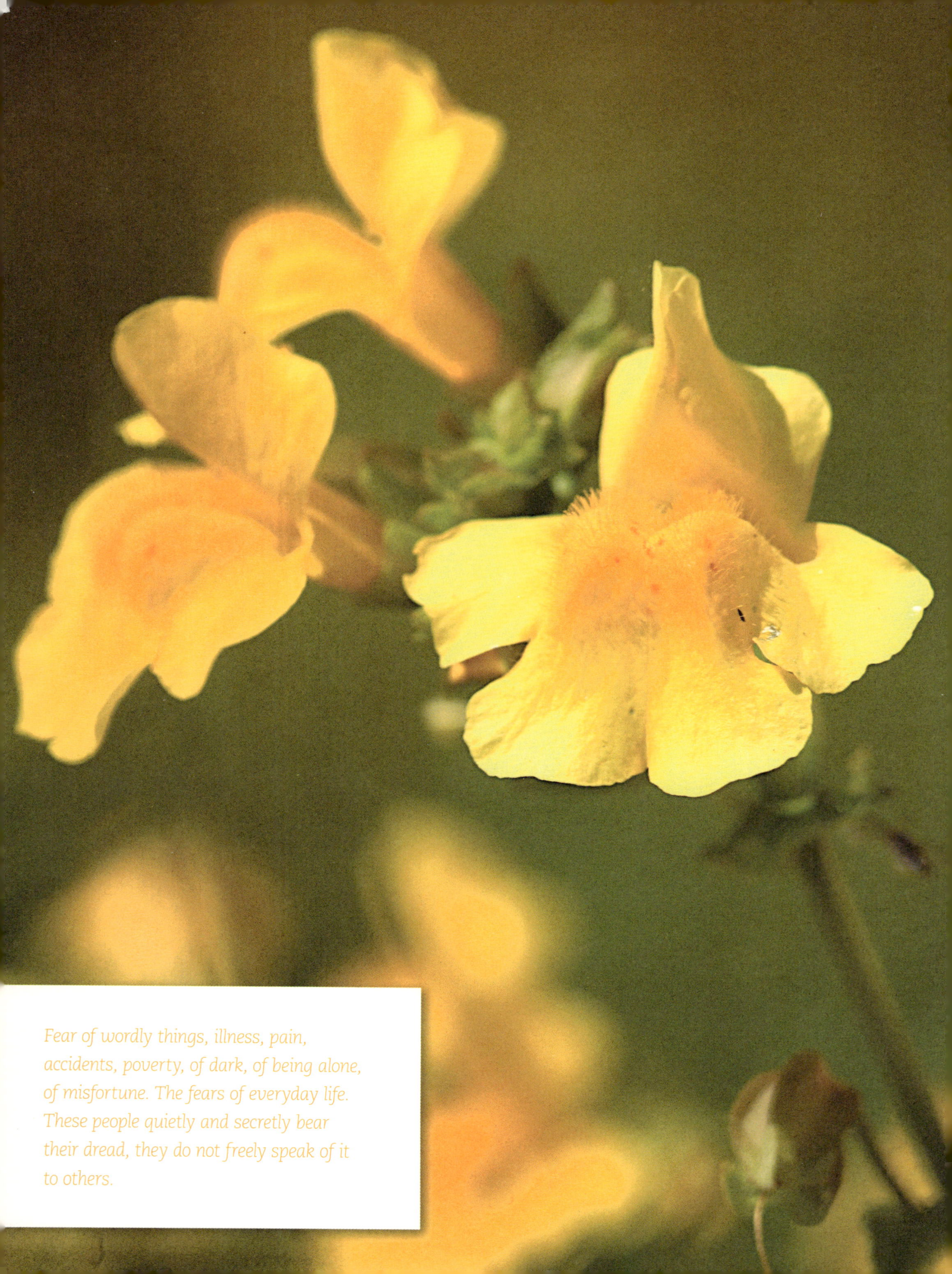

Fear of wordly things, illness, pain, accidents, poverty, of dark, of being alone, of misfortune. The fears of everyday life. These people quietly and secretly bear their dread, they do not freely speak of it to others.

20

Gefleckte Gauklerblume

Mimulus

Mimulus ist eine fröhliche Erscheinung, die unwillkürlich ein Lächeln in unser Gesicht zaubert. Dieses natürliche Lächeln ist es, das uns in allem, was wir tun, der beste Begleiter ist. Ob wir nun neue Menschen kennenlernen, in ein Geschäft hineingehen, zu einem Vorstellungsgespräch unterwegs sind oder auf eine neue Erfahrung zugehen.

Doch manchmal sind wir auch ängstlich oder scheu und haben ein unsicheres Auftreten. In unserer Vorstellung kommen immer mehr Gründe zu Wort, die gegen ein aktives Vorgehen sprechen. Wir wissen nicht, wie wir uns am schnellsten in Sicherheit bringen sollen. Obwohl die Furcht vor ganz konkreten Dingen, Ereignissen oder Umständen im Vordergrund steht, sind wir in diesem Zustand nicht in der Lage, das Problem selbst anzusprechen.

Wenn wir zu Ängstlichkeit neigen oder uns vor einer bestimmten Sache sogar richtig fürchten, dann ist Mimulus die sichernde Hand, die wir ergreifen können.

Diese Blüte vermittelt uns, wie wir auf unsere Empfindsamkeit Rücksicht nehmen können und wann ein beherztes Vorgehen für uns ein Leichtes ist. Situationen, die von vornherein zu große Vorsicht oder ängstliche Gefühle bei uns hervorrufen, werden uns immer seltener begegnen. Gedanken, in denen wir uns ausmalen, warum wir dies oder jenes lieber doch nicht machen wollen, werden seltener. Die Achtung der eigenen Feinfühligkeit und die Neugierde auf die Dinge des Lebens können wachsen. Die Sicherheit, auf dieser Welt immer begleitet zu sein, bringt uns Freude und Mut.

Themen:

- Mut, Beherztheit, Neugierde, Humor.
- Schutz und Begleitung in allen weltlichen Angelegenheiten, Furchtlosigkeit.
- **Die Gewissheit, beschützt durch die Welt gehen zu können.**
- Zögerlichkeit, Scheu, Ängstlichkeit, Schüchternheit.
- Angst vor konkreten Dingen, Ereignissen oder Umständen.

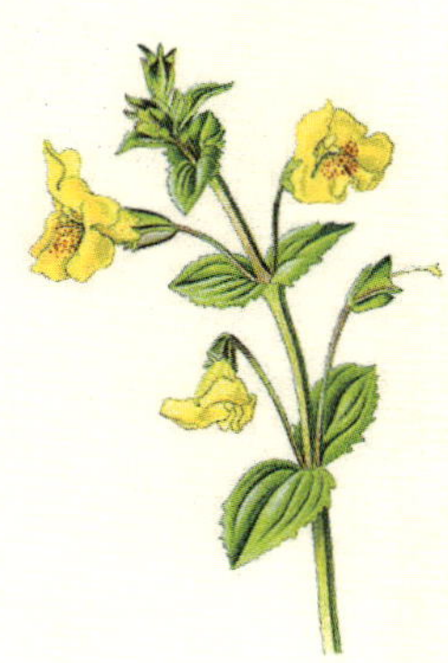

21

Gelber Ackersenf

Mustard

Themen:

- Kollektives Wissen, instinktive Wahrnehmung, Verwandlung, aus der Tiefe schöpfen.
- Veredelung, Licht in die dunklen Winkel bringen, Träges mit Leichtigkeit erfüllen.
- **Geistige Umwandlung, erhellende Kraft.**
- Unverdaute Emotionen, mentale und emotionale Schlacken, Traurigkeit, Gemütsschwere.

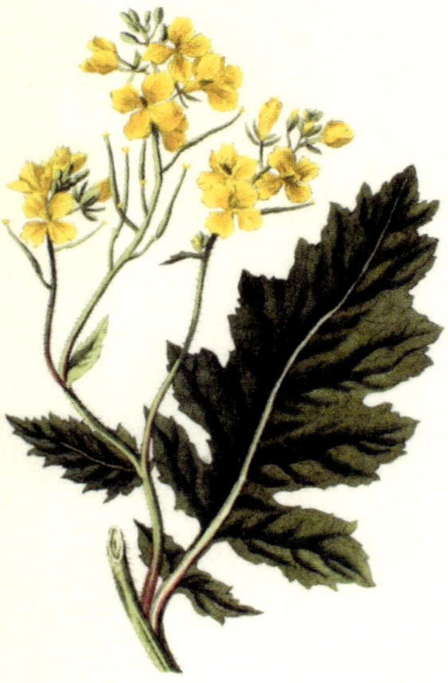

Mustard hilft uns, wenn wir von plötzlicher Traurigkeit und Schwere „befallen“ werden, ohne zu wissen, warum und woher diese kommen. Es ist, als ob sich vorübergehend eine dunkle Wolke unserer Stimmung bemächtigt und uns von jeglicher Freude trennt.

Mustard lässt uns die Bedeutung, die dieser Zustand für uns hat, erkennen. Hin und wieder ist es gut, für manche von uns sogar wichtig, in die Tiefe unserer Gefühlsregionen vorzudringen, um daraus zu schöpfen. Mustard ist mit vielen kreativen Prozessen verbunden, die dort ihren Ursprung haben. Die Wandlung kollektiver Emotionen in klare Ausdrucksformen vollzieht sich in der Malerei, Musik, Literatur und in anderen Künsten.

Auch die Instinkte, die der Mensch in Bezug auf die Verträglichkeit und Verdaulichkeit der Früchte, Samen, Wurzeln, Beeren, Kräuter usw. vor allem in früherer Zeit täglich gebraucht hat, stehen mit der Qualität von Mustard in Verbindung. Zu lernen, Unverdauliches durch die richtige Zubereitung zu transformieren und dadurch bekömmlich und wohlschmeckend zu machen, ist ein Beispiel für einen Mustard-Prozess im besten Sinne.

Wir können mit Hilfe von Mustard wieder lernen, diese Wandlungsprozesse zu unterstützen. Manche werden wieder mehr mit Kochen oder Backen experimentieren, andere werden vielleicht doch wieder den Pinsel zur Hand nehmen, wieder andere musizieren, schreiben oder einfach die Verbindung zu ihren tiefsten Gefühlen wahrnehmen. Die Möglichkeiten sind unerschöpflich.

Menschen, die zu sehr mit der Melancholie verbunden sind und darunter leiden, lehrt Mustard, nicht in der Schwere der Gefühle zu verharren, sondern der Wärme und Helligkeit mehr Raum zu geben.

Wir erfahren durch die Hilfe der Blüte des gelben Ackersenfs jenen erhellenden und lichtbringenden Wandel, den schon ihr Anblick erahnen lässt.

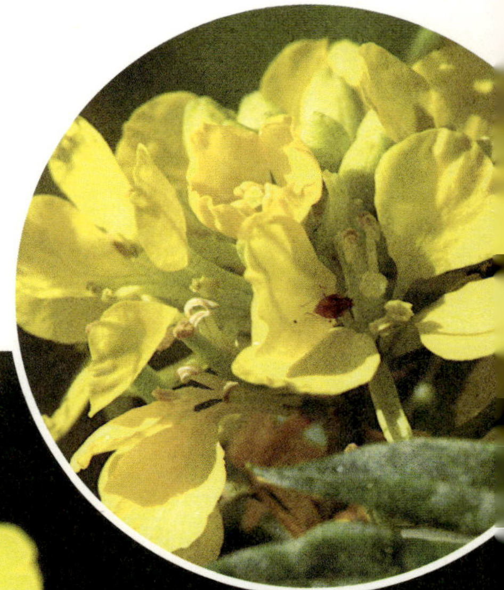

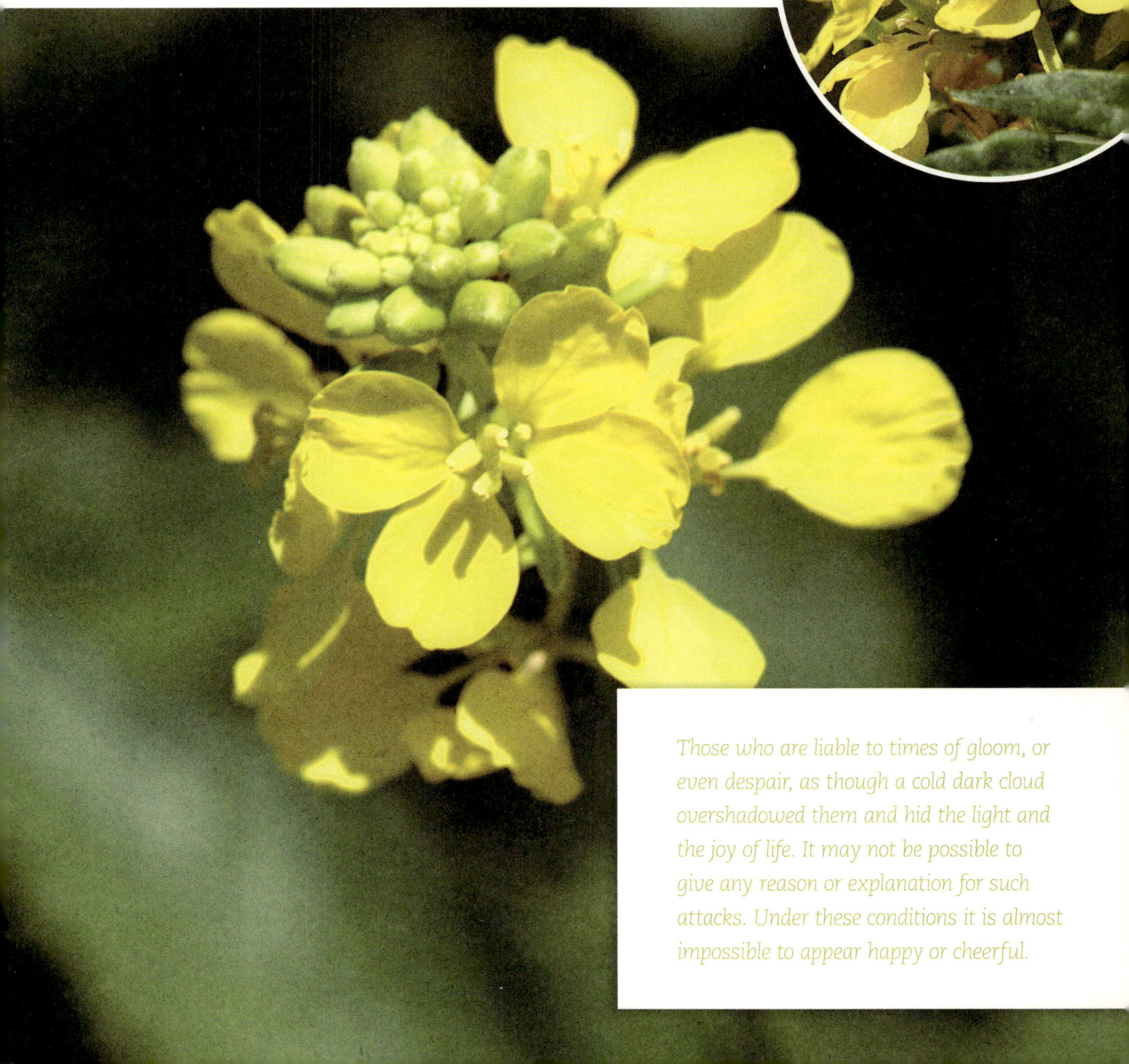

Those who are liable to times of gloom, or even despair, as though a cold dark cloud overshadowed them and hid the light and the joy of life. It may not be possible to give any reason or explanation for such attacks. Under these conditions it is almost impossible to appear happy or cheerful.

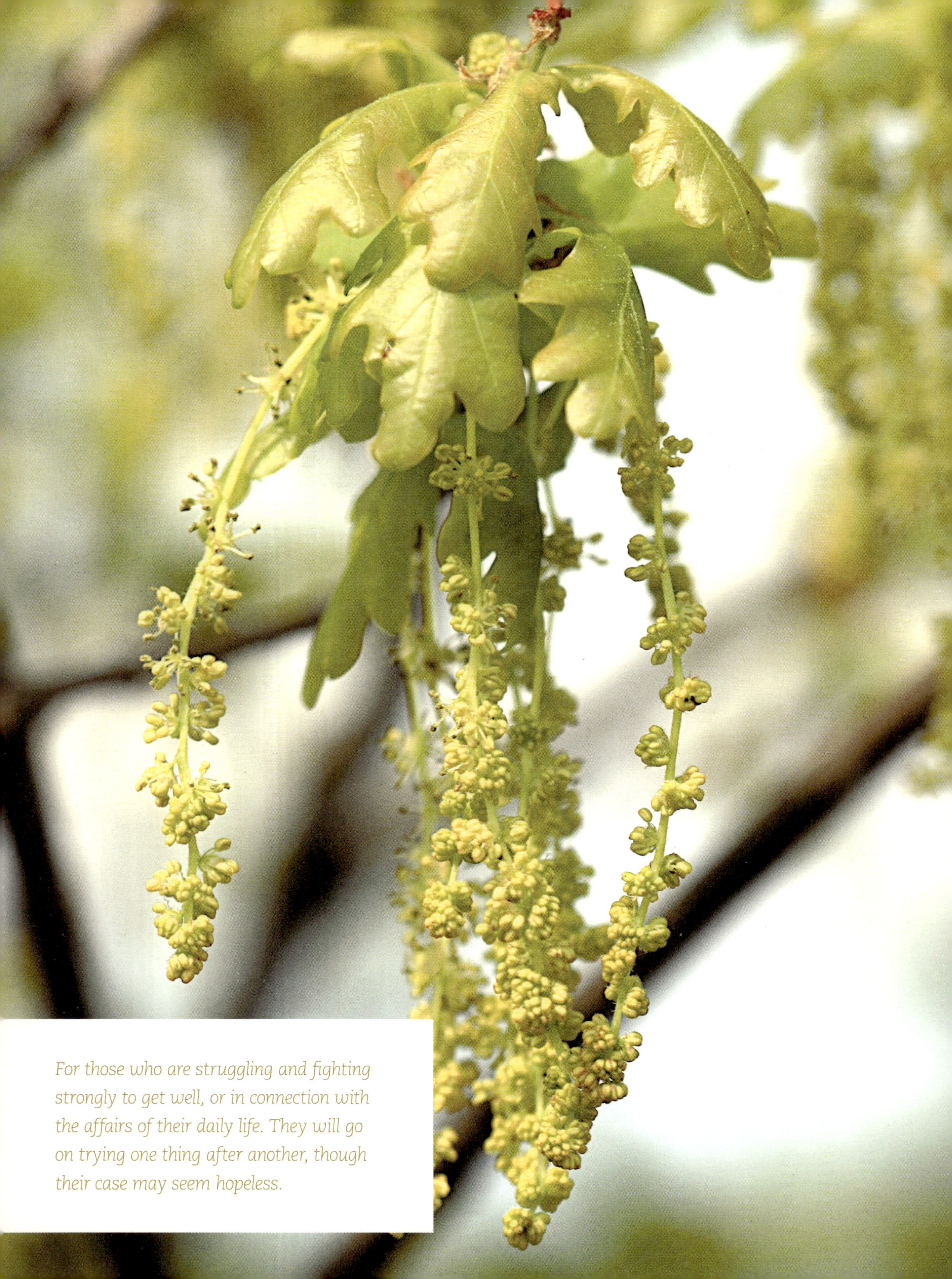

For those who are struggling and fighting strongly to get well, or in connection with the affairs of their daily life. They will go on trying one thing after another, though their case may seem hopeless.

22

Stieleiche

Oak

Oak ist die Blüte der Eiche. Sie ist für uns da, wenn wir glauben, über die Maße stark sein zu müssen.

Die natürliche Stärke, die die Eiche repräsentiert, geht uns in Zeiten großer Anstrengung – z. B. wenn wir übersiedeln, mit einer großen Arbeitsansammlung konfrontiert sind oder uns in einer schwierigen familiären Situation befinden – manchmal verloren. Da wir im angespannten Oak-Zustand nicht klagen oder jammern und mit uns selbst sehr streng sind, wird es für uns selbstverständlich, immer weiterzumachen. Uns so werden wir, bildlich gesprochen, immer mehr zum Stamm der Eiche und verlieren die Verbindung zu der erneuernden Kraft, die in den Blüten wohnt.

Oak kann uns helfen, bewusst die Verbindung mit der wahren Stärke einzugehen. Dadurch erkennen wir besser, wo unsere persönlichen Grenzen der Ausdauer liegen.

Wir erfahren durch Oak, dass die Freuden des Lebens unserem Pflichtbewusstsein und unserer Verlässlichkeit keinen Abbruch tun, dass wir an einem gegeben Versprechen nicht um jeden Preis festhalten müssen, wenn dieses z. B. durch andere Beteiligte oder Umstände bereits obsolet geworden ist, und dass Beständigkeit mit Lebendigkeit eng verbunden ist.

Die Blüte von Oak schenkt uns Leichtigkeit, Frische, Unabhängigkeit und Sanftheit im Umgang mit uns selbst.

Themen:

- » Kraft, Ausdauer, wahre Stärke, Durchhaltevermögen, Standhaftigkeit, Ortsverbundenheit.
- » Aus klein wird groß und kräftig.
- » **Lebendiger Ausdruck von Stärke.**
- » Durchhalten um jeden Preis, Ausbeutung der eigenen Kräfte, Strenge sich selbst gegenüber.

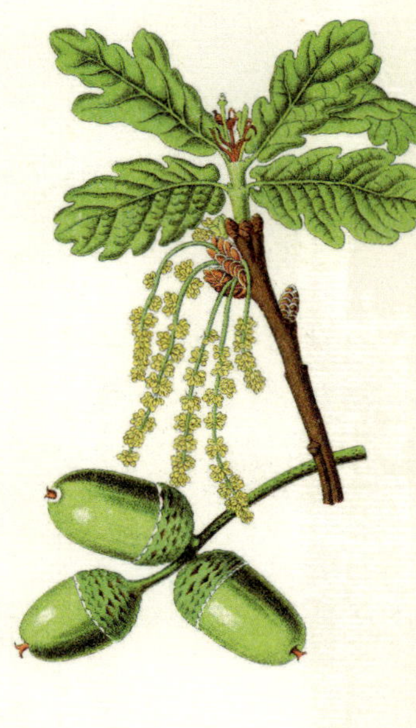

23

Olivenbaum, Ölbaum

Olive

Themen:

- Regeneration, Ordnung der Ressourcen, Schlaf, die tägliche Energiekurve einschätzen können.
- Rekonvaleszenz, Essenz, Erneuerung.
- **In der Tiefe der Ruhe die Kraft wiederfinden.**
- Verausgabung der Kräfte, große Erschöpfung.

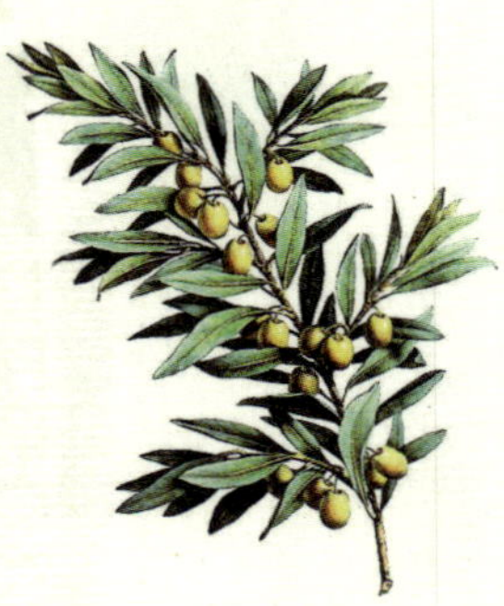

Olive hilft uns, wenn wir schon so erschöpft sind, dass uns nicht einmal mehr ein erfreuliches Ereignis mobilisieren kann. Wenn wir so müde sind, dass wir keinen tiefen Schlaf mehr finden. Wenn wir nach einer langen und kräfteraubenden Lebensphase dringend Regeneration brauchen.

Olive unterstützt uns aber auch, wenn wir dazu neigen, ohne zwingenden Grund unsere Kräfte aufzubrauchen, z. B. weil wir nicht richtig einschätzen können, wann wir eine kleine oder größere Pause benötigen, um unsere Speicher wieder aufzufüllen. Olive lässt uns ein besseres und sichereres Gefühl für unsere Ressourcen finden. Das kann sowohl körperliche Kraft, psychische Belastbarkeit, aber auch materielle Ressourcen betreffen.

Diese Blüte hat auch mit Ordnung zu tun in dem Sinne, dass die Kräfte geordnet fließen und in einen Erneuerungsprozess eingebunden sind. Das heißt, dass wir durch Olive den Kontakt zur Lebensenergie an sich finden können und die regenerierenden natürlichen Kräfte in uns und um uns jederzeit nutzen können.

Das heute oft verwendete Wort Nachhaltigkeit ist sehr treffend für den weisen Umgang mit der Olive-Energie: Er ist maßvoll und auf die Erneuerung aus sich selbst heraus bedacht statt auf Ausbeutung.

Manchmal genügt es, Olive in einem Wasserglas über einen Tag verteilt einzunehmen, z. B. wenn wir merken, dass wir schwer damit aufhören können, über unsere Kräfte zu gehen, obwohl wir in der Früh schon erschöpft aufwachen. Olive hilft uns dabei, diesen beginnenden Negativkreislauf, in dem wir unsere letzten Energiereserven anzapfen, wieder zu verlassen und in einen aufbauenden Zyklus zu finden.

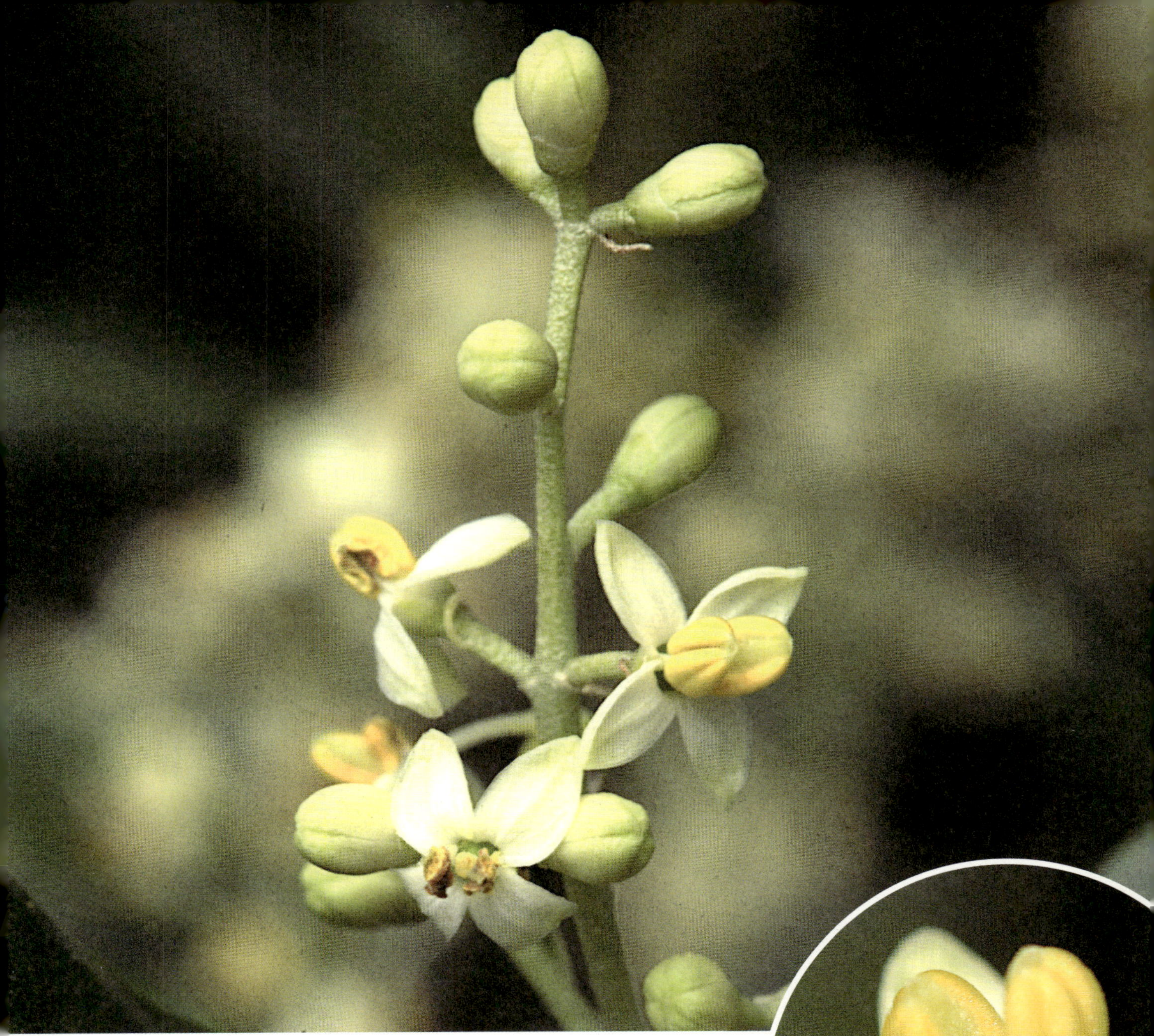

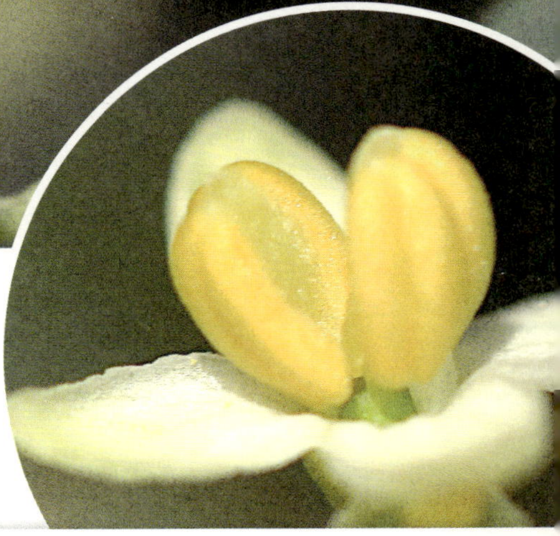

Es gibt natürlich auch Situationen, die uns so viel Kraft abverlangen, dass wir einfach nicht mehr können. Nach so einer Phase ist es umso wichtiger, wieder zu sich und zu seinen in der Tiefe der Ruhe anzutreffenden Quellen vorzudringen, um Erholung und Erfrischung finden zu können. Olive wird uns dabei der beste Wegweiser sein, den wir uns nur wünschen können.

Those who have suffered much mentally or physically and are so exhausted and weary that they feel they have no more strength to make any effort. Daily life is hard work for them, without pleasure.

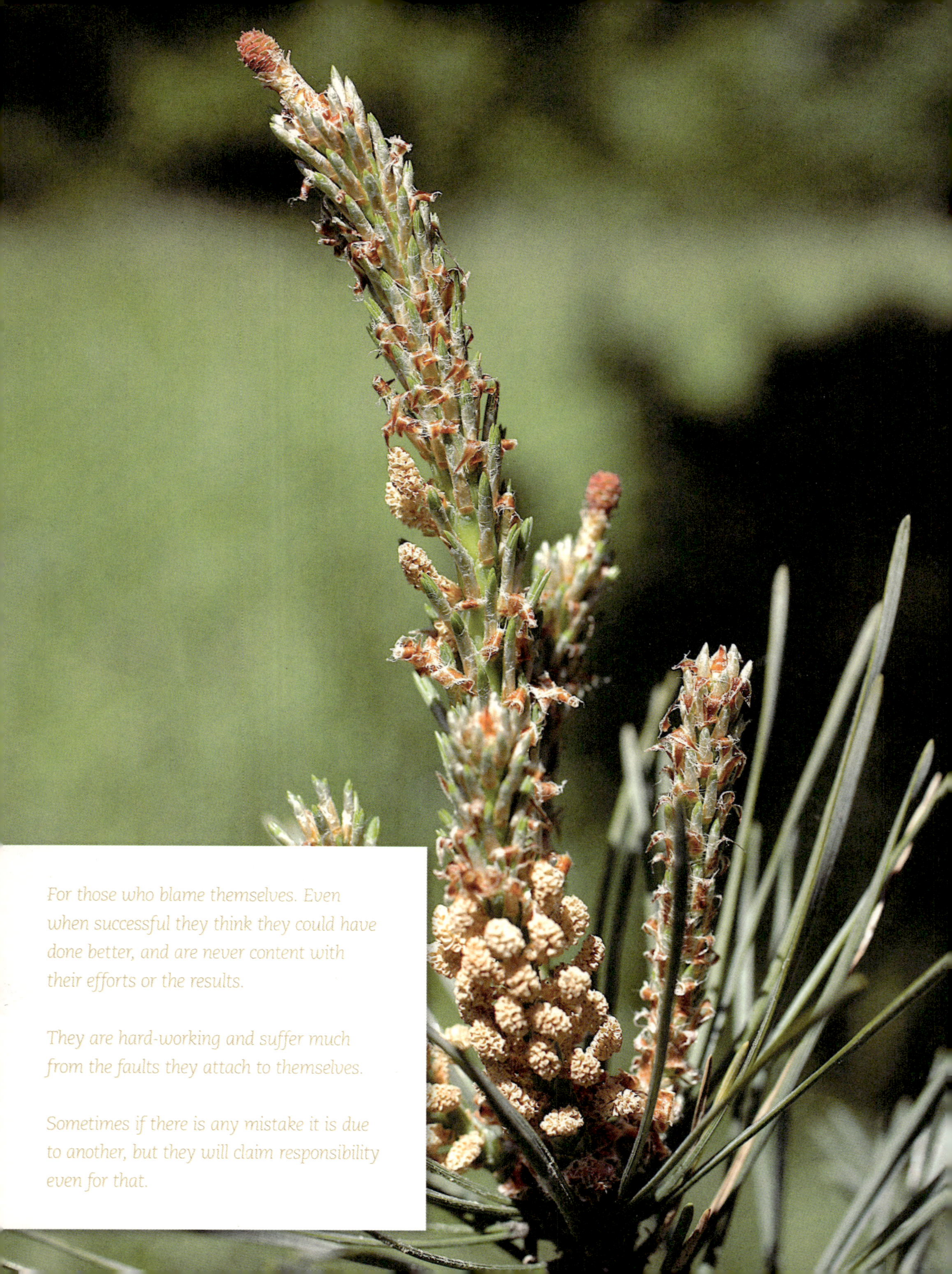

For those who blame themselves. Even when successful they think they could have done better, and are never content with their efforts or the results.

They are hard-working and suffer much from the faults they attach to themselves.

Sometimes if there is any mistake it is due to another, but they will claim responsibility even for that.

24

Schottische Kiefer

Pine

Pine hilft, wenn wir uns, in welchem Zusammenhang auch immer, als fehlerhaft wahrnehmen.

Pine ist die richtige Blüte, wenn wir das Gefühl haben, nicht gut genug zu sein, selbst wenn wir große Leistungen erbringen. Sie kann uns helfen, wenn uns ein nachweislich guter Erfolg einfach nicht glücklich machen kann oder wenn wir uns „gerne" selbst bestrafen. Wenn wir leicht ein schlechtes Gewissen bekommen, sogar dann, wenn der Fehler gar nicht bei uns liegt.

Diese Blüte lehrt uns das Feingefühl, das wir brauchen, um zu unterscheiden, wann ein fehlerhaftes Verhalten beispielsweise eine Entschuldigung oder eine Wiedergutmachung von uns erfordert und wann es aufgrund unserer Menschlichkeit diese Makellosigkeit gar nicht geben kann und muss.

Wenn wir so davon überzeugt sind, etwas könne nicht mehr gut werden, dass wir meinen, es dürfe gar nicht mehr gut werden, kann uns Pine helfen, diese Härte in ein vergebungsvolles Gefühl uns selbst und anderen gegenüber zu verwandeln. Pine verbindet uns mit den Qualitäten der Selbstakzeptanz und Selbstachtung. Wir können uns eine stille Flamme vorstellen, die sanft die Widrigkeiten des Lebens reinigt und verwandelt und Vergebung in unser Leben bringt. Dankbarkeit kann wieder empfunden werden, da wir bereit sind, die Geschenke des Lebens anzunehmen.

Pine lässt uns mit der eigenen Menschlichkeit Frieden schließen. Dieser Friede mit uns selbst in all unserer Fehlerhaftigkeit ist so wertvoll und befreiend, dass er nach einiger Zeit in unsere Umgebung abstrahlt. Die Güte, die wir in uns gefunden haben, wird auch für andere zum Segen werden.

Themen:

- Selbstachtung, Milde gegenüber sich selbst, Vergebung, Dankbarkeit, Freiheit.
- **Friede mit der eigenen Menschlichkeit.**
- Schuldgefühle, Härte sich selbst gegenüber, mangelnde Selbstachtung.

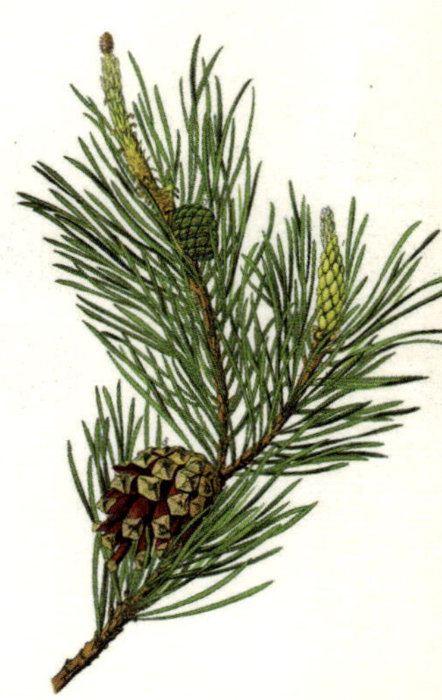

25

Rote Kastanie

Red Chestnut

Themen:

- Sorge für andere, Verbundenheit, Empathie, Individualität, klare Selbstwahrnehmung.
- **Wahrung der Persönlichkeitsgrenzen, Mitgefühl.**
- Symbiose, große Sorge um andere, Abhängigkeit von Menschen, Orten, Dingen, Substanzen.
- Wenig Unterscheidung der eigenen Person von anderen.

Red Chestnut lehrt uns, die Balance von Gemeinschaftsgefühl und Individualität zu finden.

Jeder Mensch hat seine eigenen Stärken und Schwächen und jeder hat seinen eigenen Weg zu gehen. Starke emotionale oder mentale Verbundenheit zu anderen kann dazu führen, dass wir nicht mehr unterscheiden können, wo die Grenze zwischen den einzelnen Persönlichkeiten liegt. So kann es vorkommen, dass wir unsere Ängste und Sorgen auf einen anderen Menschen projizieren, und nicht mehr erkennen, welche Möglichkeiten dieser zur Verfügung hat, um seine Aufgabe zu meistern. Mehr noch: Es kann passieren, dass wir dadurch den Zugang dieses Menschen zu seinen eigenen Quellen beeinträchtigen.

Die Blüte der Roten Kastanie lässt uns ein „bei sich Bleiben" erleben und die Erfahrung machen, dass wir für andere dann am besten sorgen können, wenn wir uns im Klaren sind, dass sowohl wir selbst als auch jene, die uns am Herzen liegen, eigenständige Wesen sind. Wir lernen Verbundenheit in dem Maße zu leben, wie es der Natur der Beziehung entspricht. Eine Mutter beispielsweise ist sicher viel mehr eins mit ihrem Neugeborenen, als sie später mit ihrem elfjährigen Kind sein wird. Sie erfährt, wie sich das Verhältnis zwischen gesunder Nähe und schrittweiser Loslösung verändert und wie bedeutsam diese Veränderung für die Entwicklung des Kindes und für sie selbst ist.

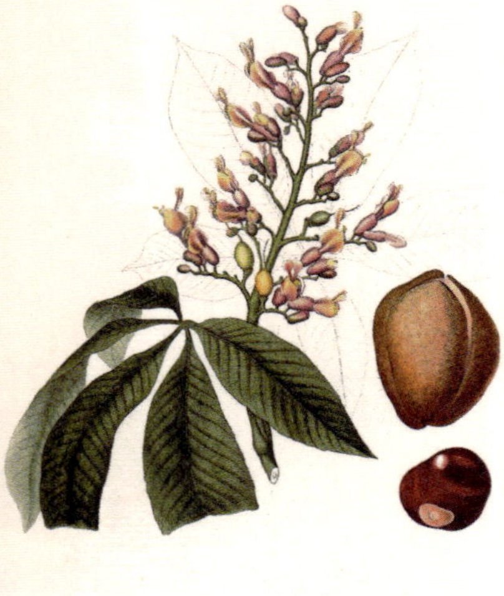

In der Blüte Red Chestnut sind also zwei wesentliche Prinzipien vereinigt: Die Freiheit und Unantastbarkeit des Individuums und die Verbundenheit aller Wesen.

Red Chestnut ist die Blüte, die eine Wandlung vom „Durcheinander-Gefühl" zum wahren Mitgefühl bewirkt, zum ehrlichen und freiwilligen Mitempfinden, das eine der größten Qualitäten des Menschen ausmacht.

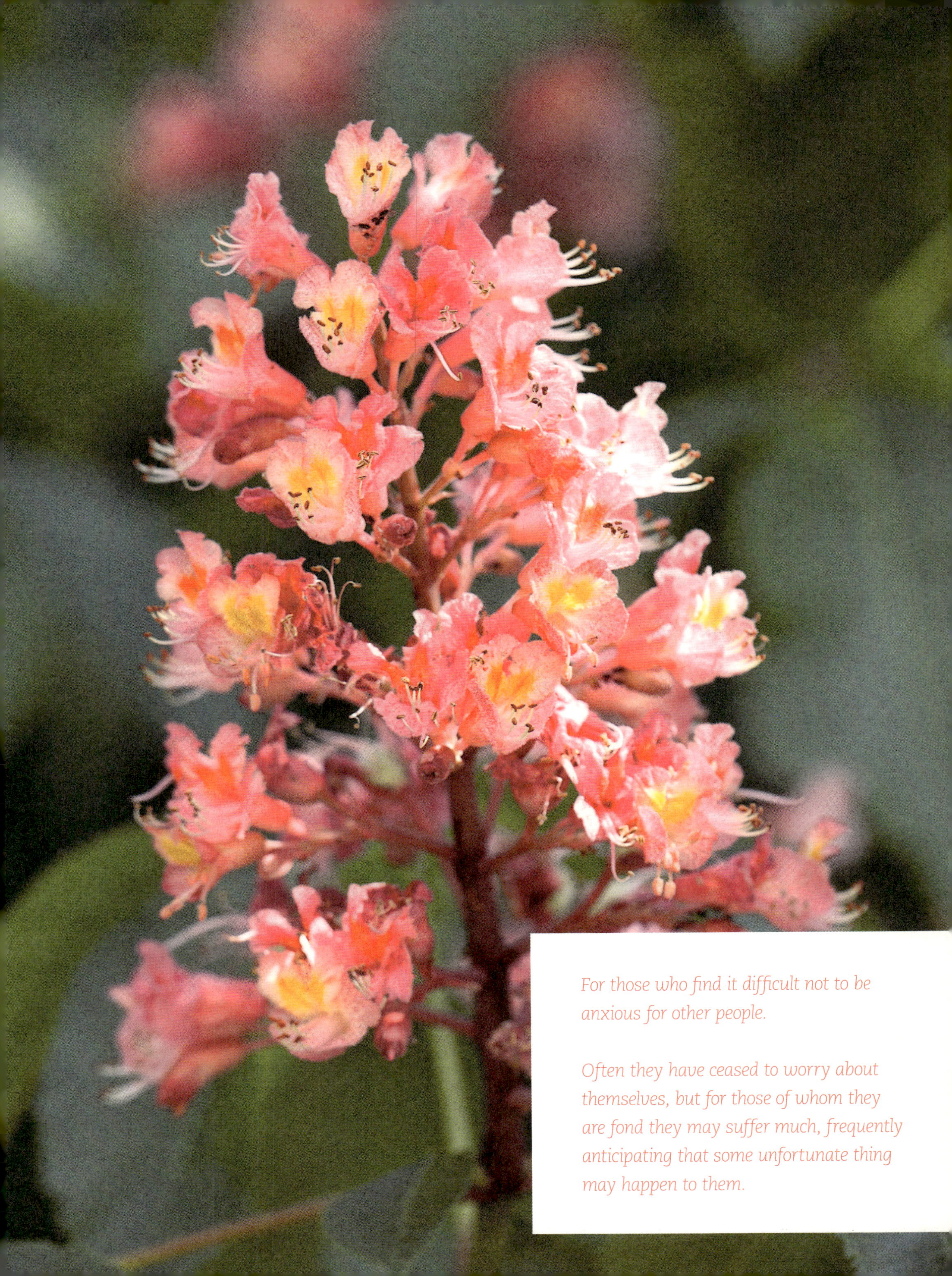

For those who find it difficult not to be anxious for other people.

Often they have ceased to worry about themselves, but for those of whom they are fond they may suffer much, frequently anticipating that some unfortunate thing may happen to them.

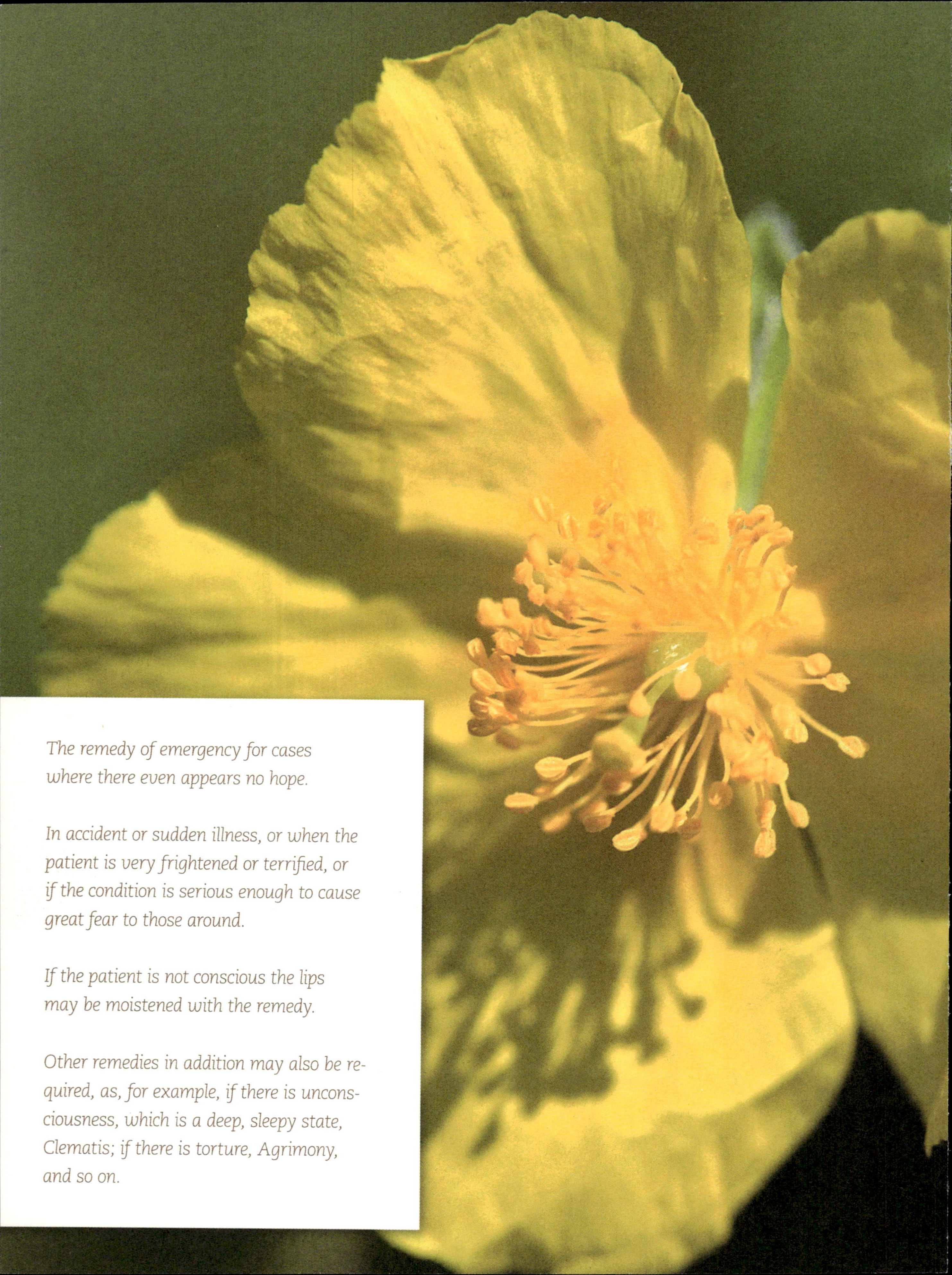

The remedy of emergency for cases where there even appears no hope.

In accident or sudden illness, or when the patient is very frightened or terrified, or if the condition is serious enough to cause great fear to those around.

If the patient is not conscious the lips may be moistened with the remedy.

Other remedies in addition may also be required, as, for example, if there is unconsciousness, which is a deep, sleepy state, Clematis; if there is torture, Agrimony, and so on.

26

Gelbes Sonnenröschen

Rock Rose

In Ausnahmesituationen, bei Gefahr und bei großem Stress ist Rock Rose die Blüte, die uns mit den höchsten Kräften verbinden kann.

Auch wenn jemand in unserer Nähe in Gefahr schwebt, ist diese Blüte für uns ein Anker. Sie kann uns die Brücke zu Kräften herstellen, die wir gerade dann am meisten brauchen.

Rock Rose ist aber auch in äußerlich weniger dramatischen Situationen ein verlässlicher Freund. Nämlich dann, wenn wir so schnell in Panik geraten oder unter Stress so durcheinander sind, dass wir keine eindeutigen Entscheidungen mehr treffen können, weil wir wie zersplittert sind und keinen klaren Gedanken mehr fassen können.

Das gelbe Sonnenröschen ist eine sehr kleine Pflanze, doch ihre Blüte ist der stärkste Begleiter in Stunden größter Angst. Sie bringt uns eine Botschaft aus einer anderen Dimension, die uns hilft, sogar in Momenten größter innerer Not klar denken und handeln zu können.

Rock Rose ist eine Blüte der Rescue-Mischung.

Themen:

» Der große Überblick, Verbindung zu den höchsten Schutzkräften, großer Mut in schwierigen Situationen, über sich selbst hinauswachsen.

» **Umkehr von großer Angst in Klarheit und Mut.**

» Zersplitterung, Angst, Panik, größte Unsicherheit.

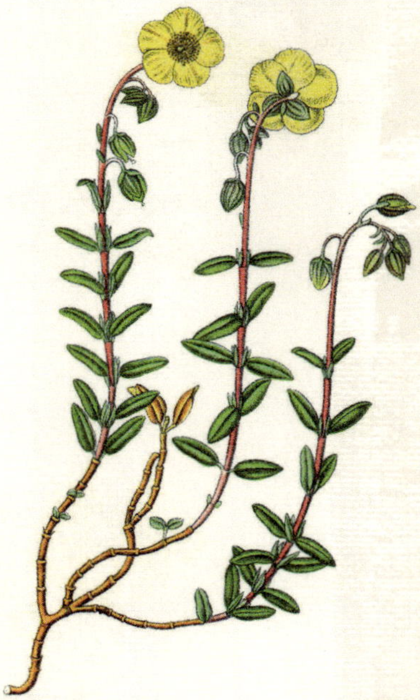

27

Wasser aus heilkräftigen Quellen

Rock Water

Themen:

- Frische, Spontaneität, Perfektion, Disziplin, Wandlungsfähigkeit.
- **Lebendige Ideale, Leichtigkeit und Klarheit.**
- Perfektionismus, Dogmen, starre Selbstansprüche, Härte gegenüber den eigenen vitalen Bedürfnissen.

Rock Water ist die einzige Bach-Blüte, die keine Blüte ist, da dieses Mittel aus dem Wasser heilkräftiger Quellen gewonnen wird.

Wenn wir zu streng mit uns selbst sind, zu diszipliniert, zu sehr nur aus dem Verstand heraus handeln, kann uns Rock Water die Spontaneität verleihen, die wir brauchen, um nicht zu verhärten. Rock Water hilft uns, auf unsere Bedürfnisse ebenso zu achten wie auf den Fortschritt unseres jeweiligen Projektes.

Perfektion ist nicht ausschließlich etwas Berechenbares und „Machbares“, eine Meisterschaft kann nicht nur durch bloße Selbstbeherrschung erlangt werden. Den Dingen wieder Raum für ihre natürliche Entwicklung zu geben, die Qualität des Augenblicks mitgestalten zu lassen, fällt uns aber schwer, wenn wir zu sehr von der Wichtigkeit einer Angelegenheit überzeugt sind. Da wir für andere ein Vorbild sein möchten, bemühen wir uns sehr, alles „richtig“ zu machen. Rock Water fordert uns dazu auf, wieder spielerisch an die Dinge heranzugehen.

Rock Water lehrt uns: Wir werden für andere dann am ehesten ein gutes Beispiel sein, wenn wir auch Lebensfreude und Leichtigkeit ausstrahlen. Dadurch werden unsere Ideale auch zur Inspiration für andere.

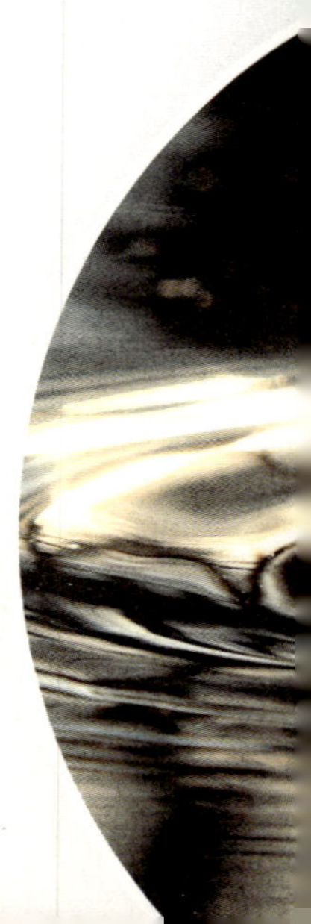

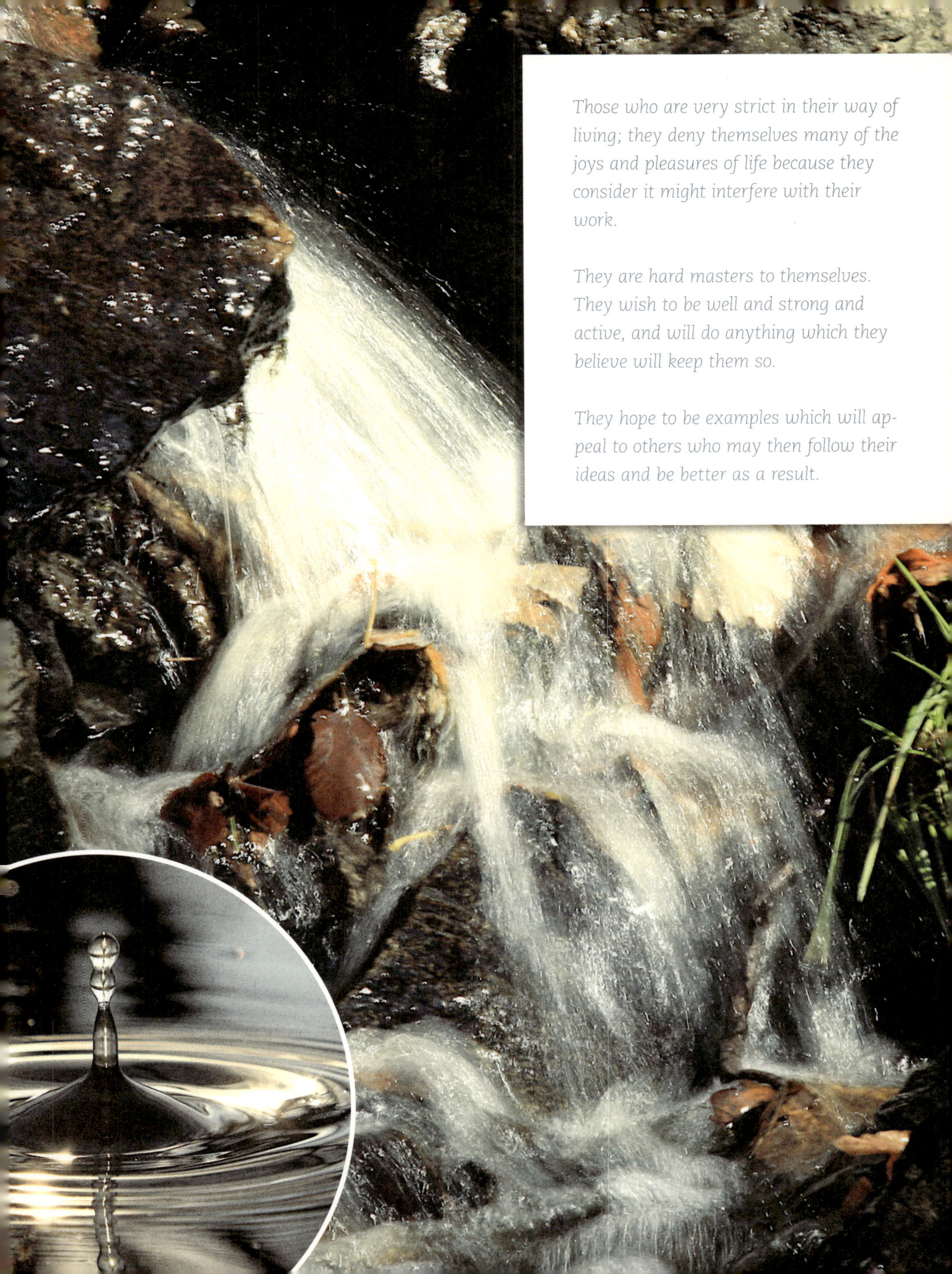

Those who are very strict in their way of living; they deny themselves many of the joys and pleasures of life because they consider it might interfere with their work.

They are hard masters to themselves. They wish to be well and strong and active, and will do anything which they believe will keep them so.

They hope to be examples which will appeal to others who may then follow their ideas and be better as a result.

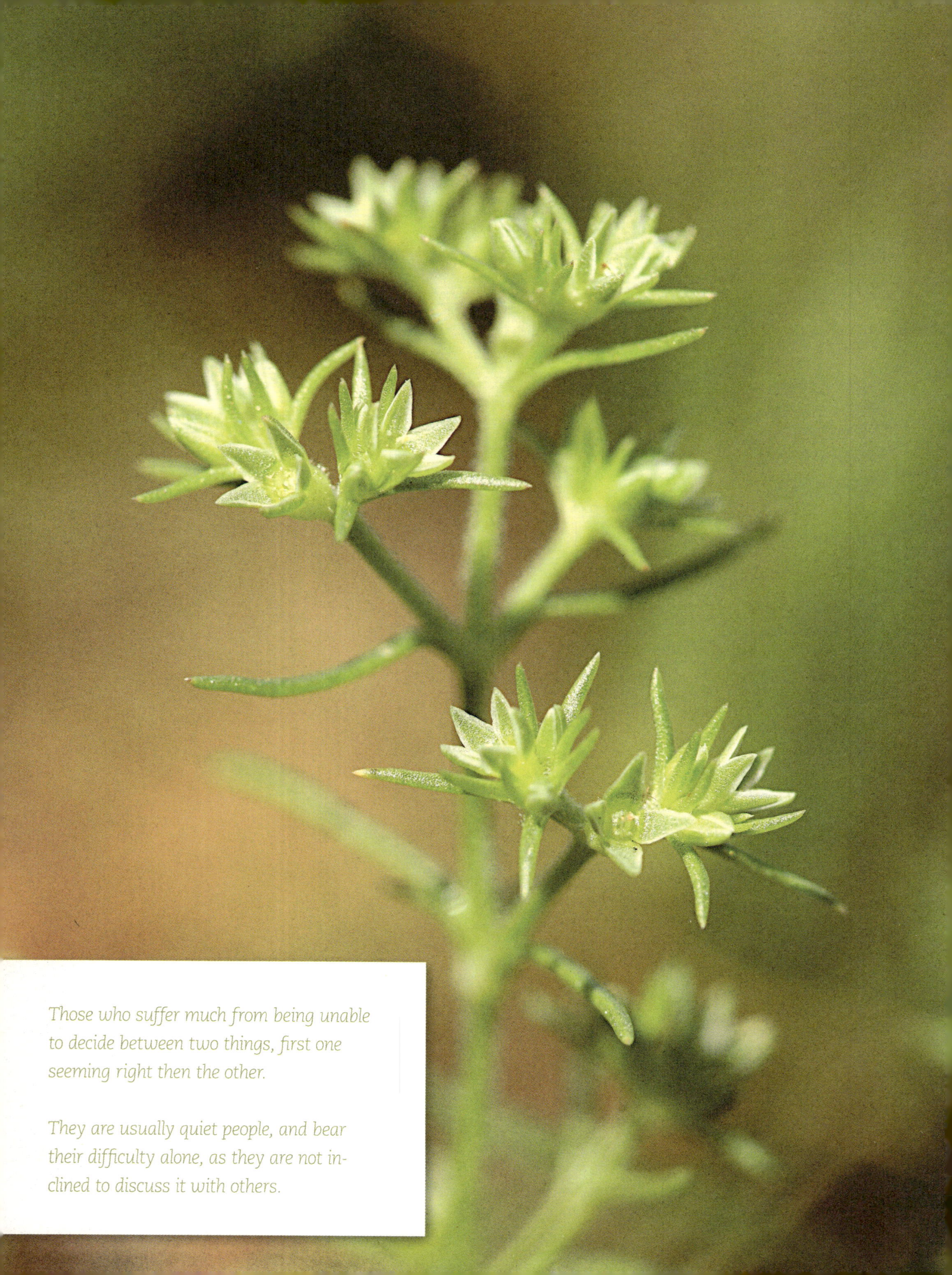

Those who suffer much from being unable to decide between two things, first one seeming right then the other.

They are usually quiet people, and bear their difficulty alone, as they are not inclined to discuss it with others.

28

Einjähriger Knäuel

Scleranthus

Scleranthus ist mit dem Aspekt der Entscheidung verbunden.

Im täglichen Leben sind wir, ohne es zu bemerken, permanent mit Entscheidungen konfrontiert. Nehme ich diese oder jene Tasse für den Kaffee? Ziehe ich diese Hose oder doch die andere an? Soll ich heute ins Theater gehen oder lieber in ein gutes Restaurant? Aber auch große Entscheidungen werden von uns manchmal verlangt. Wenn wir Schwierigkeiten haben, zu einem Entschluss zu kommen, weil wir den Entscheidungsprozess immer wieder eröffnen, kaum dass es uns zu einer Seite hingezogen hat, dann kann uns Scleranthus helfen, aus diesem Dilemma herauszufinden.

Vielleicht überbewerten wir die Entscheidung an sich, haben das Gefühl, es würde uns etwas den Weg versperren, wenn wir uns jetzt festlegen. Wir haben möglicherweise auch die Befürchtung, etwas falsch zu machen. In diesem Zustand können wir den vollständigen Kontakt zu unseren Gefühlen nicht herstellen, sondern sind unserer Widersprüchlichkeit so sehr ausgesetzt, dass wir keinen festen Boden unter uns annehmen. Sich festzulegen erscheint dann nahezu bedrohlich.

Im Scleranthus-Zustand schwanken wir manchmal so lange hin und her, bis uns die Entscheidung durch äußere Umstände abgenommen wird (z. B. hat das Restaurant in der Zwischenzeit schon geschlossen.) Leider kann es vorkommen, dass wir auf diese Weise viele Gelegenheiten, die uns das Leben bieten möchte, verpassen.

Mit Hilfe der Blüte verschwindet nach und nach die quälende Zerrissenheit in uns, es kommt wieder Ruhe in den Entscheidungsprozess und wir können Festigkeit entwickeln. Scleranthus kann uns helfen, die Qualität des Abwartens und Abwägens mit der Kraft der Umsetzung und des Fortschritts immer wieder auf neue Art und Weise in ein harmonisches Verhältnis zu bringen.

Themen:

» Abwägen, die Qualität der Entscheidung prüfen, die Kraft der Entscheidung nutzen, Erdung, Handlungsfähigkeit.

» **Entschlussfähigkeit, die Kraft der Entscheidung.**

» Unsicherheit, hin- und herschwanken, keine Möglichkeit finden, zu einem Ende des Entscheidungsprozesses zu gelangen.

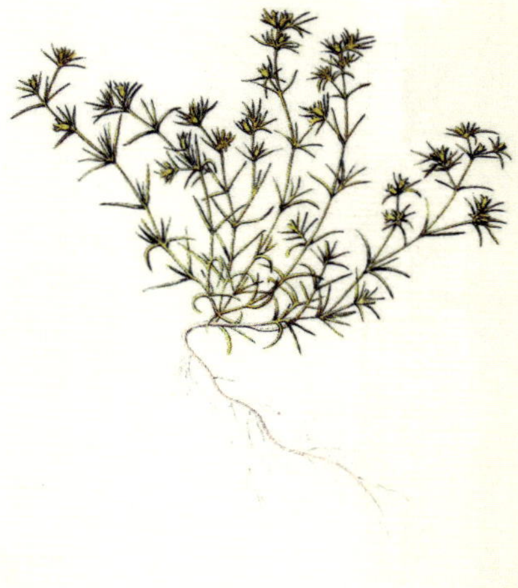

29

Doldiger Milchstern

Star of Bethlehem

Themen:

- Stille des Moments, Schutz, Trost, Atem, Sanftheit.
- Tröstende Berührung, Aufatmen.
- Erstarrung nach einem verletzenden Ereignis, Bewegungslosigkeit, Stillstand.

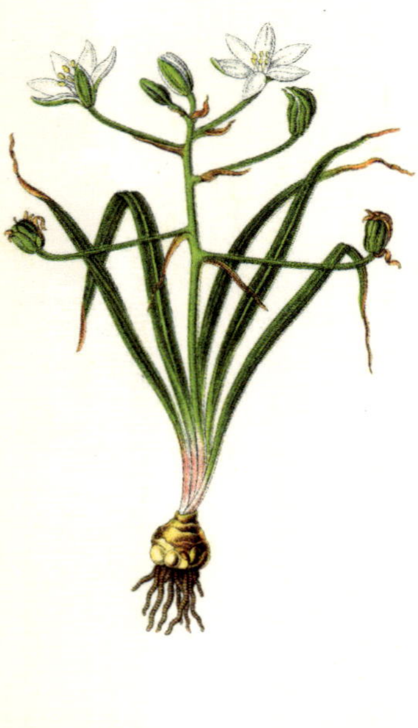

Diese wunderschöne, schneeweiße Blüte des Doldigen Milchsterns bringt uns Trost, wenn wir in Folge eines großen Schmerzes oder einer schwerwiegenden Begebenheit nicht von alleine wieder ganz ins Leben zurückfinden.

Star of Bethlehem ist eine Blüte der Rescue-Mischung.

Nach einem schockierenden Erlebnis, das wir nicht vollständig verarbeiten konnten, kann es dazu kommen, dass der emotionale Eindruck, den es in unserem Gefühlsspeicher hinterlassen hat, nur darauf wartet, wieder an die Oberfläche kommen zu dürfen. Manchmal tut er das unerwartet in Zeiten, in denen gerade alles in Ordnung ist. Wir wundern uns, warum wir uns plötzlich fühlen, als hätten wir eine offene Wunde, die sich nicht und nicht schließen kann. Dann hilft uns Star of Bethlehem, diese wunde Stelle zu versorgen.

Manchmal zeigt sich dieser Stress aber auch anders: Wir haben den Eindruck, durch eine Milchglasscheibe von der Wirklichkeit abgeschirmt zu sein und reagieren kaum oder sehr verlangsamt. So haben wir etwa nach einem unangenehmen Gespräch erst Stunden später die richtigen Worte parat, mit denen wir gerne gekontert hätten.

Sich in Situationen der Bedrohung oder des großen Schmerzes für einen Moment „unsichtbar" zu machen oder das Ausmaß des Schmerzes nicht in vollem Umfang zuzulassen, ist an sich ein ganz natürlicher Schutzmechanismus und Überlebensinstinkt. Wenn eine solche Situation vorüber ist, brauchen wir aber das Aufatmen, die Gewissheit und die Erleichterung, dass alles wieder gut ist, damit wir „weitergehen" können. Die Blüte hilft uns, wenn wir jetzt unter der Blockade bzw. dem Stress leiden, der von einem schockierenden oder schmerzlichen Ereignis ausgelöst wurde.

Star of Bethlehem ist die Blüte des Trosts. Sie streicht mit Sanftheit über unsere Wunden; sie lässt uns wieder tief atmen, sie lässt uns wieder lächeln.

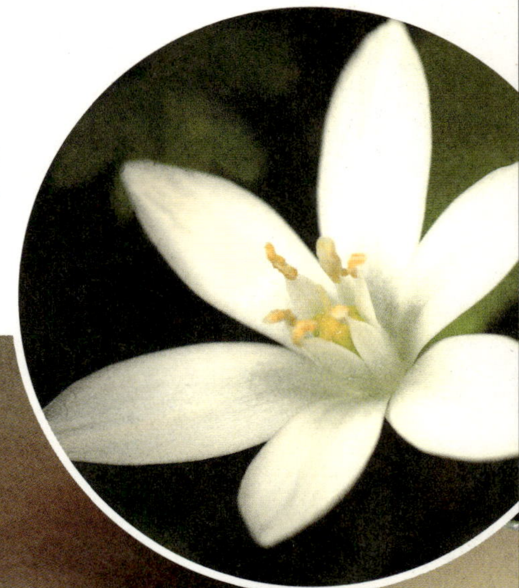

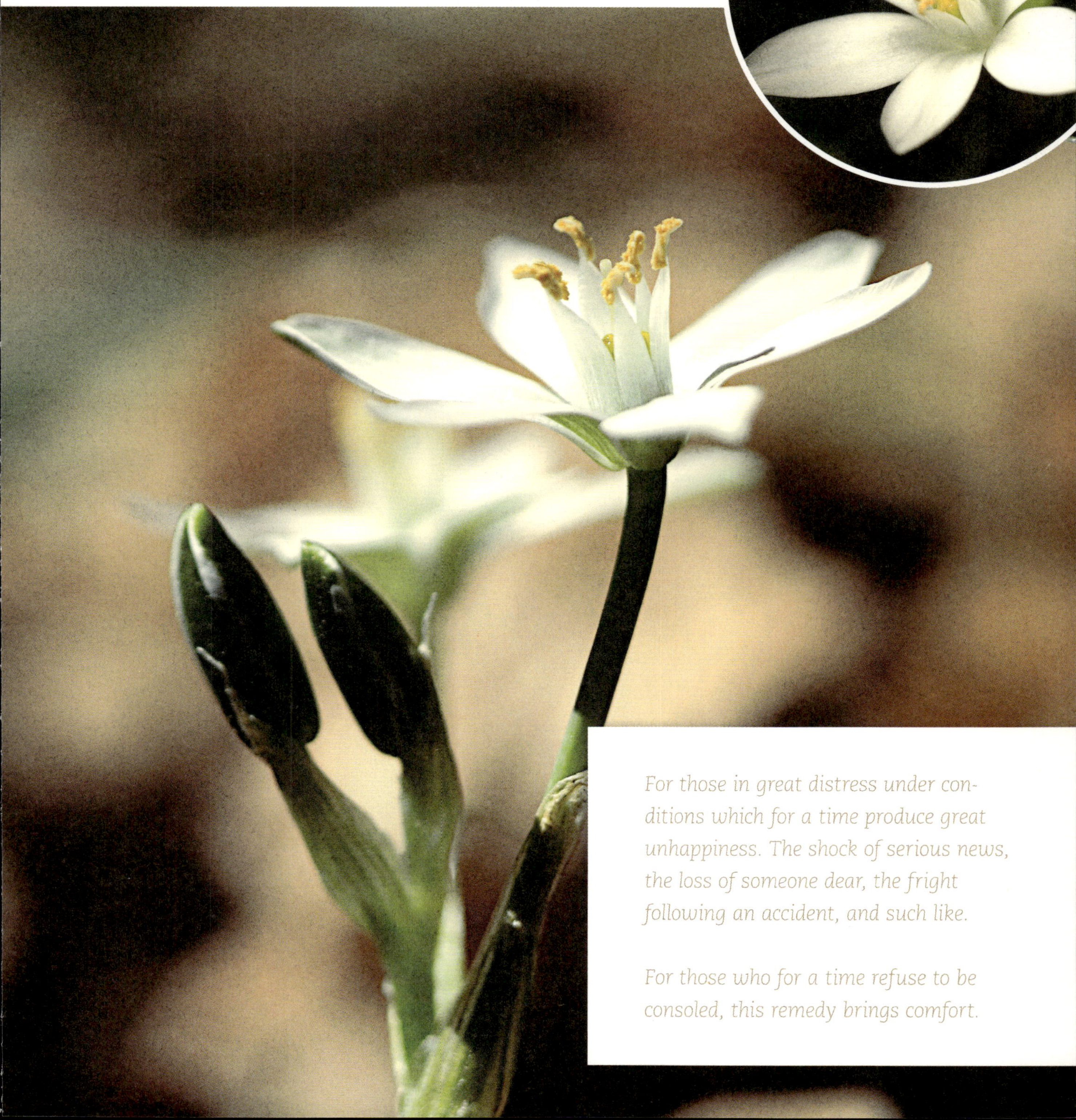

For those in great distress under conditions which for a time produce great unhappiness. The shock of serious news, the loss of someone dear, the fright following an accident, and such like.

For those who for a time refuse to be consoled, this remedy brings comfort.

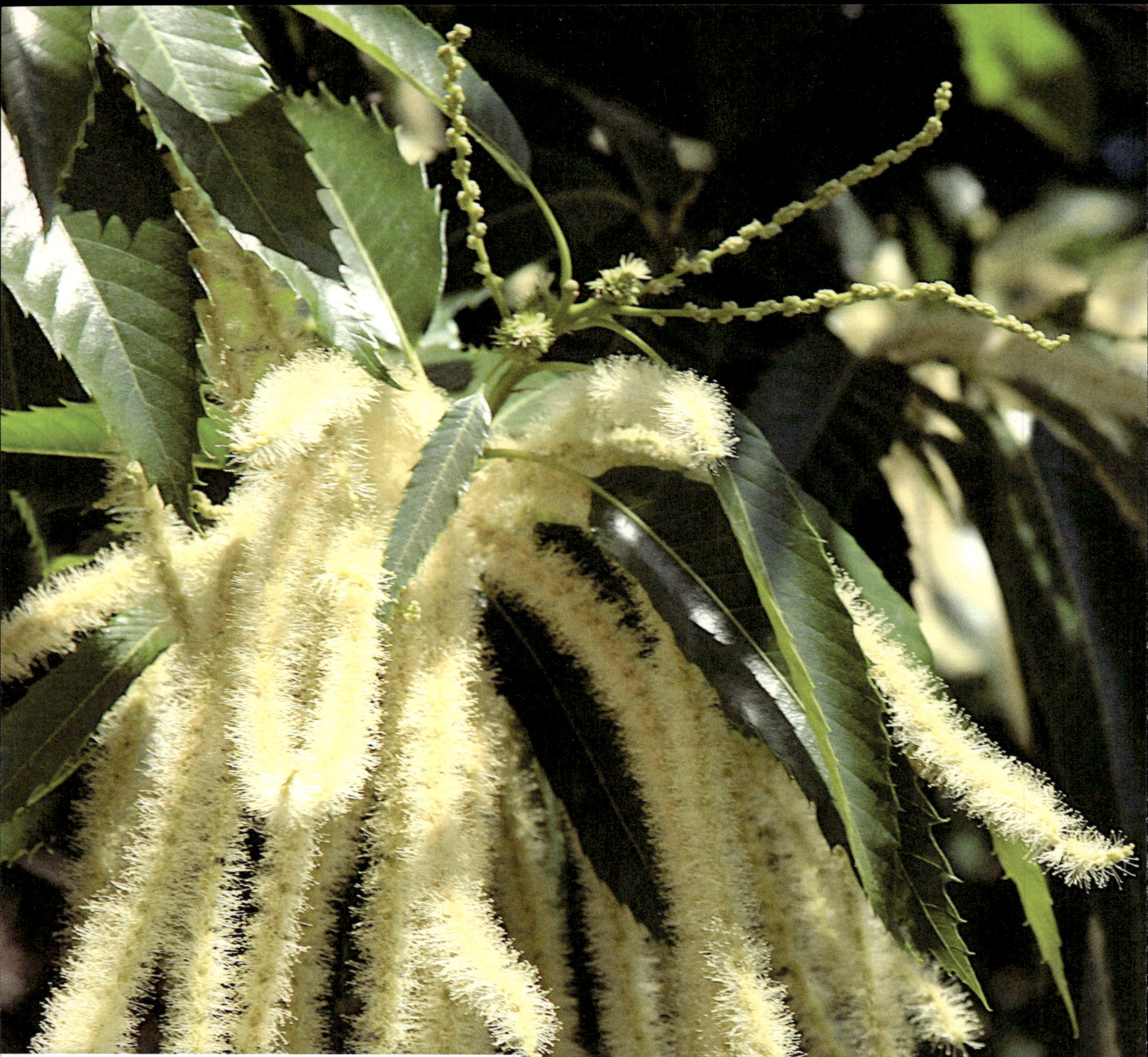

For those moments which happen to some people when the anguish is so great as to seem to be unbearable.

When the mind or body feels as if it had borne to the uttermost limit of its enduran-ce, and that now it must give way.

When it seems there is nothing but destruction and annihilation left to face.

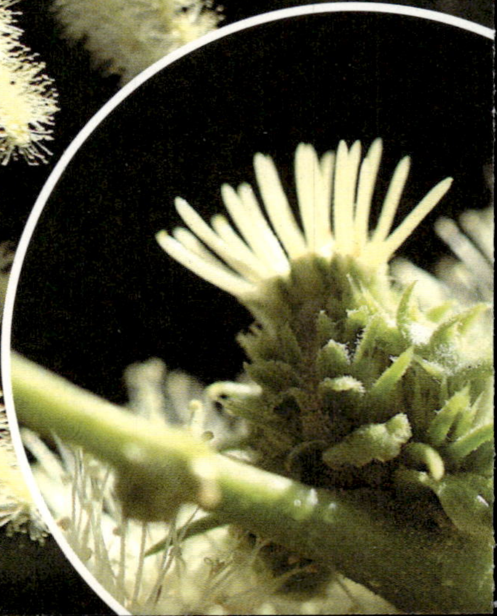

30

Esskastanie oder Edelkastanie

Sweet Chestnut

Sweet Chestnut ist die Blüte, die für uns da ist, wenn wir in eine Situation kommen, in der wir keine Hoffnung mehr sehen, in der wir mit unserem Latein am Ende sind, in der wir erkennen, dass wir aus eigener Kraft keine Lösung mehr herbeiführen können.

Die eigene Begrenztheit in der Ausweglosigkeit wahrzunehmen, ist eine wirklich essenzielle Erfahrung. Wir können mit Hilfe dieser Blüte die Grenzen des Menschenmöglichen besser akzeptieren und dadurch unsere Versuche, „gegen die Wand zu laufen", verlangsamen und schließlich zur Ruhe bringen. In diesen Momenten der stillen Einwilligung in die Unveränderlichkeit durch eigene Kraft, geschieht etwas Wunderbares, das uns durch die nächsten Wochen und Monate, ja vielleicht sogar Jahre begleitet.

Sweet Chestnut ist die Blüte, die in der Ausweglosigkeit die Wende einleiten kann, die uns hilft, unsere Einwilligung dazu zu geben, die uns hält.

Themen:

» Grenzerfahrung, Wachstum durch das Anerkennen der eigenen Begrenztheit.
» **Erlösung.**
» Das Ende der eigenen Bemühungen und Möglichkeiten.
» Größte Verzweiflung, tiefe seelische Bedrängnis.

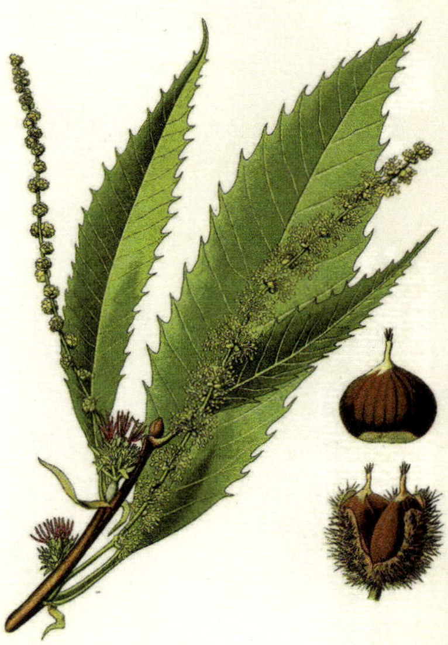

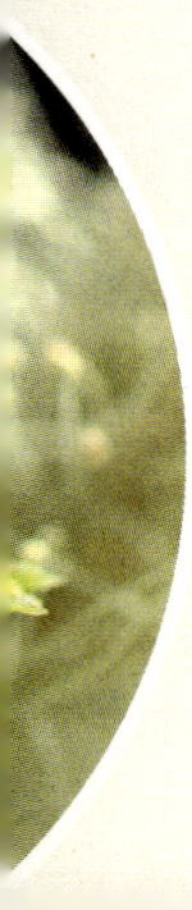

31

Echtes Eisenkraut

Vervain

Themen:

» Zielstrebigkeit, Überzeugungen, Begeisterung, Bündelung der Kräfte, Sinn für Gerechtigkeit, maßvoller Umgang, Vorbild.

» **Stärke durch Zurückhaltung.**

» Übergroße Motivation, großer Drang, andere zu überzeugen, Übertreibung, Maßlosigkeit.

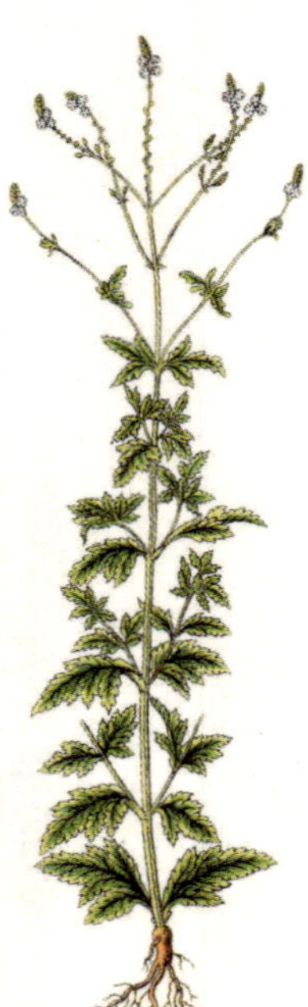

Vervain ist die Blüte des Eisenkrauts. Diese Pflanze beeindruckt durch ihr sparsames Blütenbild. Sie zeigt immer nur ein paar wenige offene Blüten zur gleichen Zeit, als würde sie ihre Kraft bei sich halten.

Vervain hilft uns, wenn wir den Drang verspüren, etwas, von dem wir überzeugt sind, mit aller Kraft in die Welt zu tragen, und dabei immer wieder auf Widerstand stoßen. Meist ist es nicht die Idee, die Ablehnung erzeugt, sondern nur die geballte Ladung an Enthusiasmus, die es anderen nicht leicht macht, mitzuschwingen und sofort Interesse aufzubringen.

Maßvoller Umgang mit dem Reifeprozess der Idee einerseits und der Kommunikation darüber andererseits, allen Beteiligten genügend Raum und Zeit geben – das sind die Qualitäten, die uns Vervain vermittelt. Zurückhaltung als kraftvolle Äußerung erkennen, lernen, sich freiwillig selbst zu beschränken – das Eisenkraut erzählt uns, wie das geht. Ein leuchtendes Vorbild wird man nicht von heute auf morgen.

Im alltäglichen Leben begegnet uns Vervain auch dann, wenn wir mit irgendetwas nicht aufhören können. Dabei strapazieren wir nicht nur unsere Mitmenschen, sondern auch uns selbst. So lange, bis wir nicht mehr können.

Vervain ist die Blüte der Begeisterung, die uns einen lockeren, maßvollen, kraftvollen und lebendigen Umgang mit all dem, was das Leben zum Leuchten bringt, lehrt.

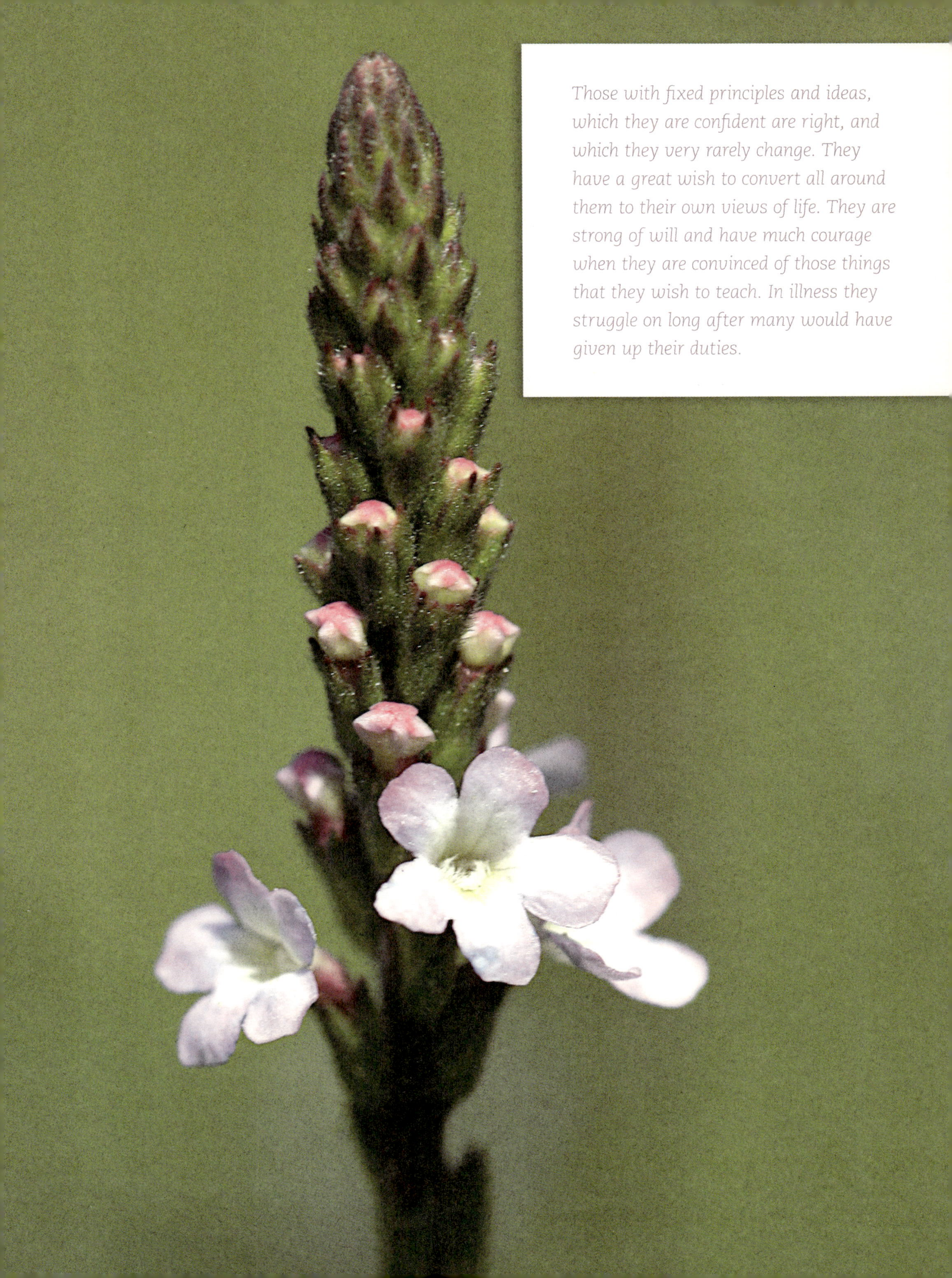

Those with fixed principles and ideas, which they are confident are right, and which they very rarely change. They have a great wish to convert all around them to their own views of life. They are strong of will and have much courage when they are convinced of those things that they wish to teach. In illness they struggle on long after many would have given up their duties.

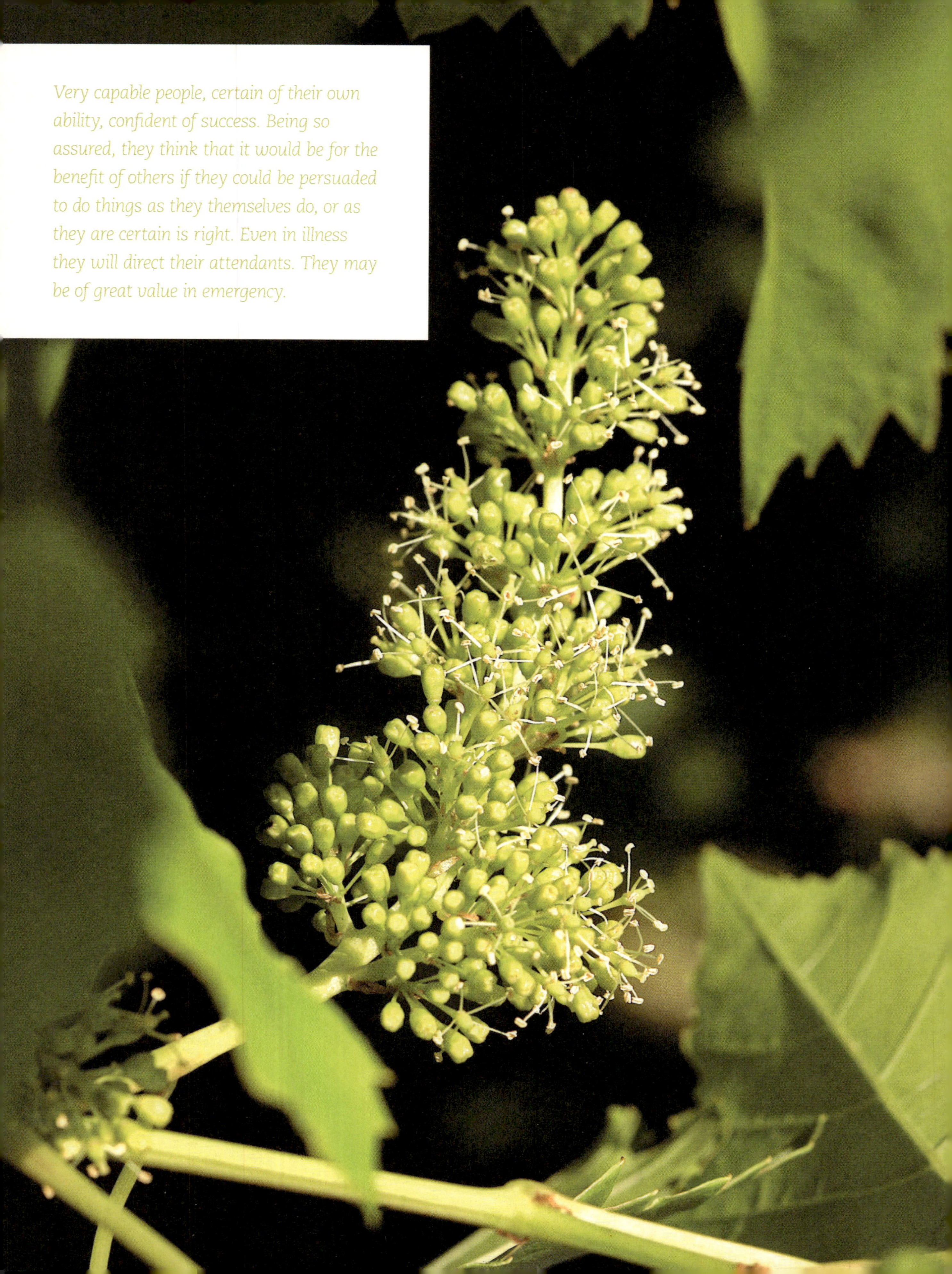

Very capable people, certain of their own ability, confident of success. Being so assured, they think that it would be for the benefit of others if they could be persuaded to do things as they themselves do, or as they are certain is right. Even in illness they will direct their attendants. They may be of great value in emergency.

32

Weinrebe

Vine

Vine ist die Blüte, die mit dem Autoritätsprinzip zusammenhängt. Sie ist die Blüte der Weinrebe.

Diese Pflanze ist mit dem Menschen schon seit alten Zeiten verbunden und kommt in vielen Gleichnissen und Legenden vor, wo es um den Willen des Menschen und um die höhere Macht geht.

Im alltäglichen Leben begegnet sie uns, wenn wir immer den Ton angeben und das auch als selbstverständlich ansehen. Wenn wir, ohne zu zögern, Entscheidungen für andere treffen, ohne dieses Verhalten zu hinterfragen. Vielleicht wird dieses Verhalten in unserem Berufsleben gefordert und wir haben uns so sehr daran gewöhnt, dass wir nicht mehr wissen, wo die Grenze zu unserem privaten Leben ist.

Wenn wir stets glauben zu wissen, was für andere das Beste ist, und das auch ungefragt in die Wege leiten, dann können wir mit der Hilfe von Vine noch einiges lernen.

Jemand, der wirklich weiß, was das Beste ist, weiß auch, dass man es niemandem aufzwingen kann. Er handelt umsichtig und bewahrt den Respekt und die Achtung vor der Persönlichkeit des anderen. Die Stärke der eigenen Persönlichkeit, die Gabe der Überzeugungskraft und das Wissen um die eigene Kleinheit bei aller menschlichen Größe sind die Zutaten für ein ausgewogenes Vine-Potenzial.

Vine kann uns aber auch dabei helfen, unsere natürliche Autorität zu entwickeln, wenn wir, aus welchem Grund auch immer, nie dazu bereit sind, auch einmal die Führungsrolle einzunehmen. Vielleicht, weil wir in unserer Jugend zu sehr dominiert wurden und uns nun auf gar keinen Fall anderen gegenüber dominant verhalten wollen. Dadurch kann es aber passieren, dass wir ungewollt bei uns selbst die Entwicklung einer gesunden Durchsetzungsfähigkeit unterdrücken.

Das wirklich förderliche Verhalten, der bescheidene Umgang und das Kultivieren dieser großen Kraft in uns ist eine Kunst, die wir zwar nie gänzlich beherrschen werden, aber ein Leben lang lernen dürfen.

Themen:

» Wille, Macht, Autorität, Durchsetzungsfähigkeit, Rücksichtnahme, Respekt.
» **Respektvolle Führung.**
» Das Bedürfnis, für
» andere zu entscheiden.
» Macht, Machtüberschreitung, autoritäres Verhalten, fehlender Respekt vor anderen, den eigenen Willen voranstellen.

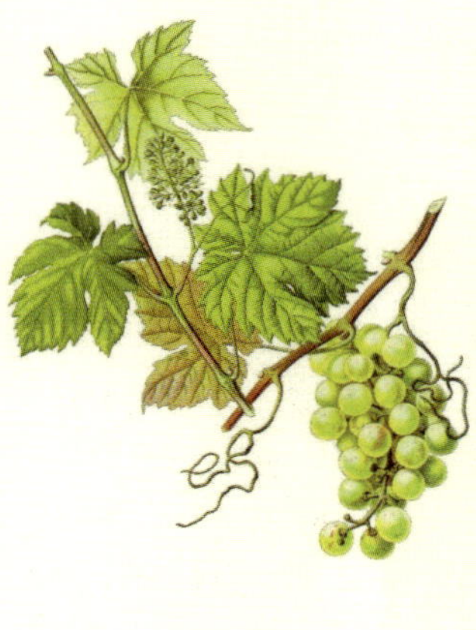

33

Walnuss

Walnut

Themen:

- » Durchbruch, Erneuerung, Wandel, Schutz des Werdenden und des Neuen.
- » **Standfestigkeit bei der Umsetzung des eigenen Lebensweges, beschützte Freiheit.**
- » Beeinflussbarkeit, Festhalten an Gewohnheiten oder überholten Strukturen, Unsicherheit in Phasen der Veränderung.

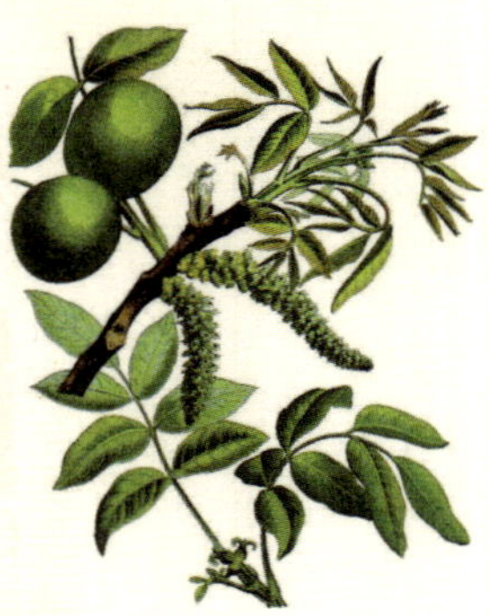

Walnut ist die Blüte der Walnuss. Sie begegnet uns in Zeiten der Veränderung, am Beginn einer neuen Lebensphase oder unmittelbar nach einer getroffenen Entscheidung.

Es kann sein, dass gerade dann, wenn wir eben noch sicher waren, etwas auf eine bestimmte Art und Weise umzusetzen, plötzlich wankelmütig werden oder mit unerwarteten Widerständen konfrontiert werden. Die eigenen Gewohnheiten, die Bemerkungen unserer Familie oder Freunde, die ja gerade nicht in dieser Situation sind und eher ein „Alles-beim-Alten-Gefühl" haben, oder auch deren mit Nachdruck geäußerten konträren Ansichten, provozieren bei uns ein Gefühl der Verunsicherung.

Walnut kann uns in diesen Momenten helfen, unseren ureigenen Lebensweg klar wahrzunehmen. Indem wir uns wieder selbst spüren, gewinnen wir Sicherheit und Freiheit. Wir merken auch wieder, wann etwas innerlich reif ist und nach außen treten kann.

Walnut ist die Beschützerin der Kontinuität. Walnut ist der Förderer des Durchbruchs.

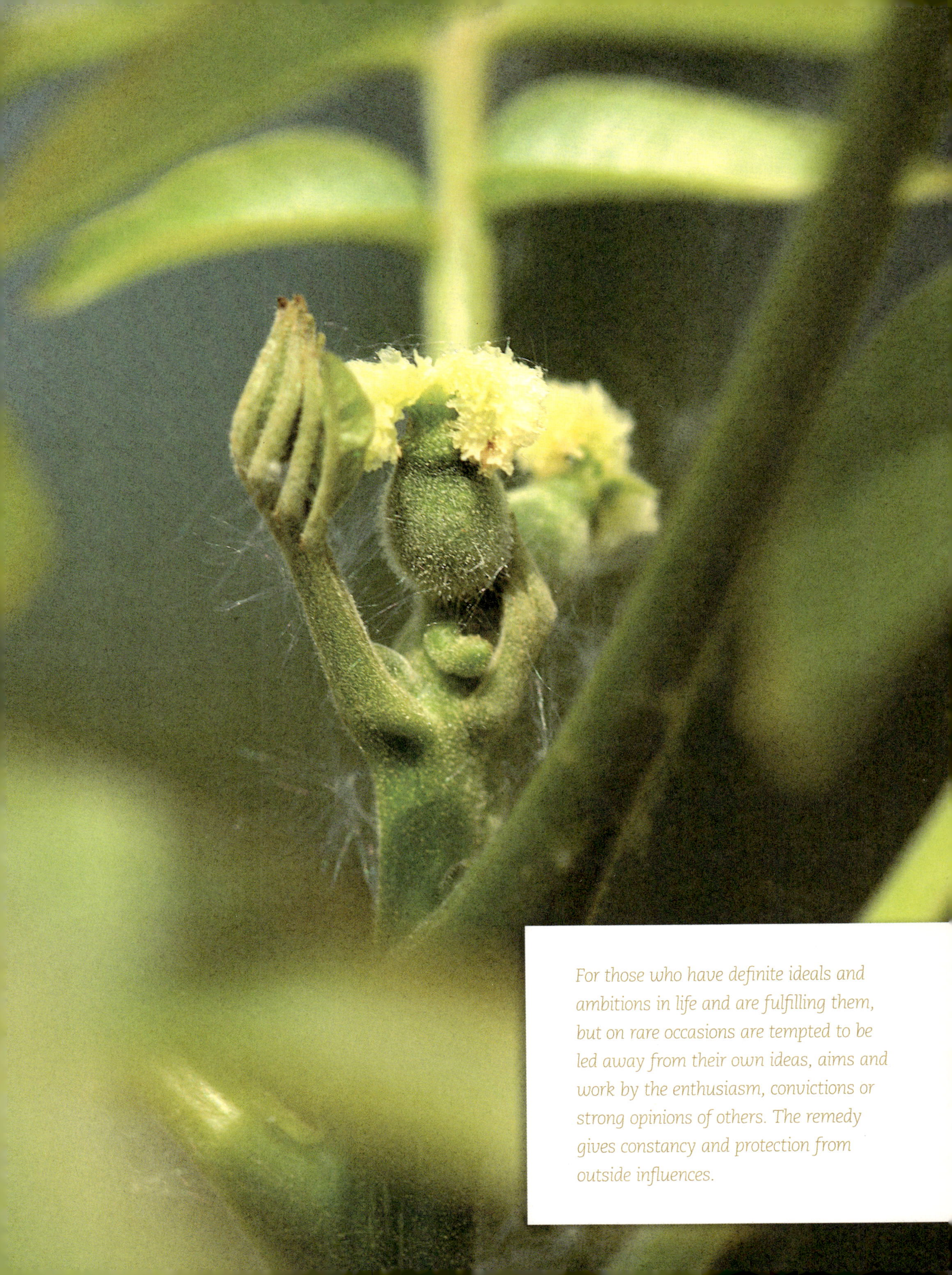

For those who have definite ideals and ambitions in life and are fulfilling them, but on rare occasions are tempted to be led away from their own ideas, aims and work by the enthusiasm, convictions or strong opinions of others. The remedy gives constancy and protection from outside influences.

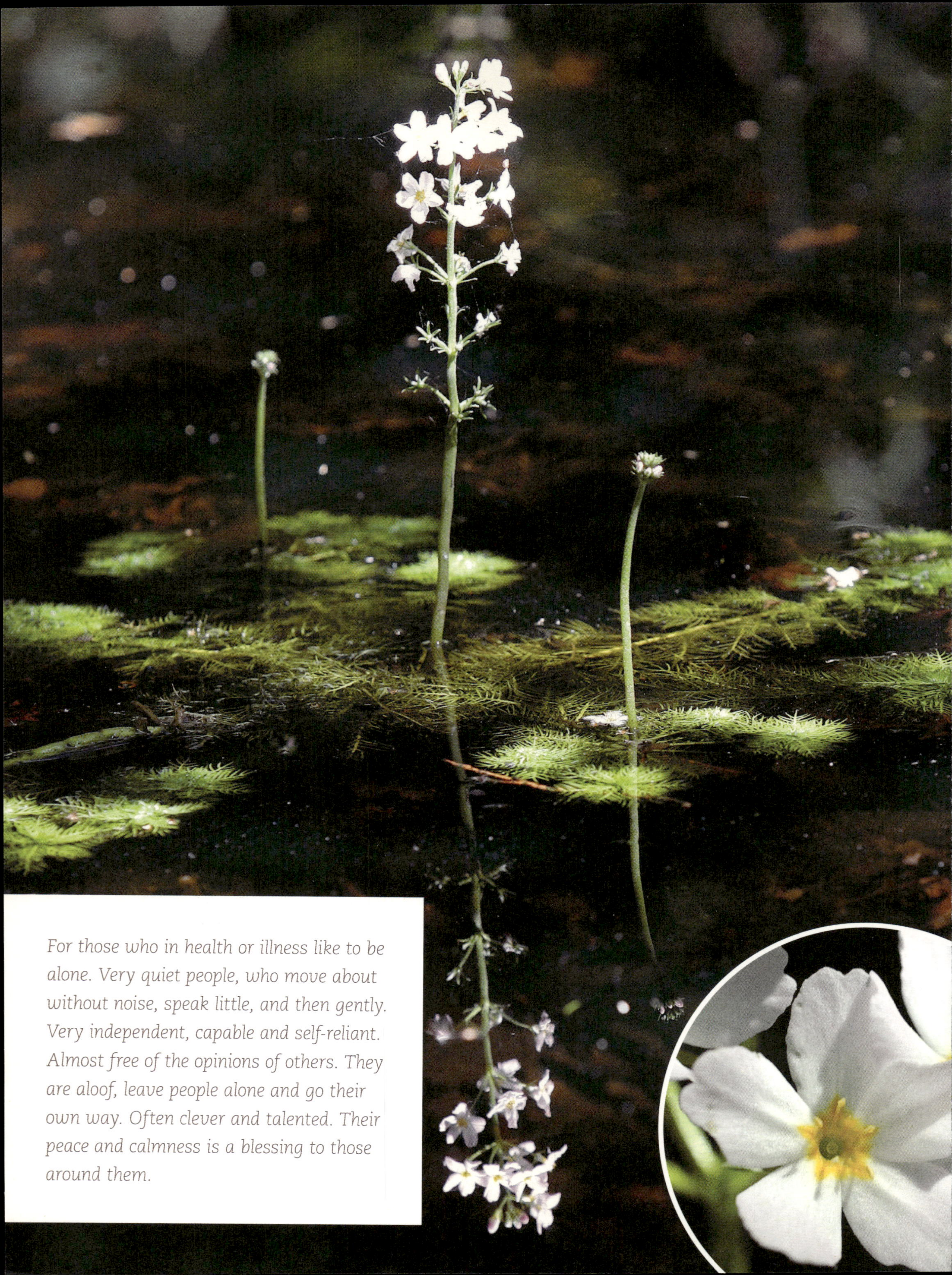

For those who in health or illness like to be alone. Very quiet people, who move about without noise, speak little, and then gently. Very independent, capable and self-reliant. Almost free of the opinions of others. They are aloof, leave people alone and go their own way. Often clever and talented. Their peace and calmness is a blessing to those around them.

34

Sumpfwasserfeder

Water Violet

Water Violet ist die Blüte der Sumpfwasserfeder. Diese seltene Blume wächst in leicht fließenden Gewässern und hat zarte Wurzeln, die es ihr ermöglichen, auch einmal ihren Standort zu verlegen.

Wir leben die Qualitäten dieser ungewöhnlichen Blüte, indem wir einen sanften Umgang mit unserer Umgebung pflegen, uns im wohlwollenden Austausch mit Freunden und Nachbarn befinden und unsere Individualität unaufdringlich und mit einer feinen Ausstrahlung zum Ausdruck bringen.

Wir kennen aber vielleicht auch die Zeiten, in denen wir uns nur zurückziehen wollen, von den anderen, ja von der ganzen Welt gar nichts mehr wissen und nur in unseren vier Wänden alleine sein möchten. Water Violet ist die Blüte, die uns helfen kann, wenn wir Mühe haben, aus der inneren Isolation wieder herauszufinden, um erneut in Kontakt und flüssige Kommunikation mit der Welt zu kommen.

Wir erkennen, dass wir die Unterstützung dieser stillen Blüte brauchen, wenn wir uns bereits so sehr von anderen Menschen entfernt haben, dass wir gar kein Bedürfnis mehr nach Austausch von Erfahrungen und Begebenheiten des täglichen Lebens haben. Aber auch dann, wenn wir das Gefühl haben, anders zu sein als alle anderen.

Diese Blüte steht mit einer Qualität in Verbindung, die immer wieder alle emotionalen und sozialen Bindungen auflockert, ohne dass wir uns dadurch zu sehr isolieren und den Bezug zu unserer Umgebung verlieren. So können wir leichter, sogar im Getöse der Welt, unsere ganz individuellen Wege gehen und Freude finden.

Themen:

- Unabhängigkeit, Individualität, sanfte Ausdrucksformen, Anmut, Freundlichkeit.
- **Wohlwollende Kommunikation.**
- Abgeschiedenheit, Isolation, zurückgezogene Lebensführung, wenig Austausch mit anderen Menschen, Einsamkeit.

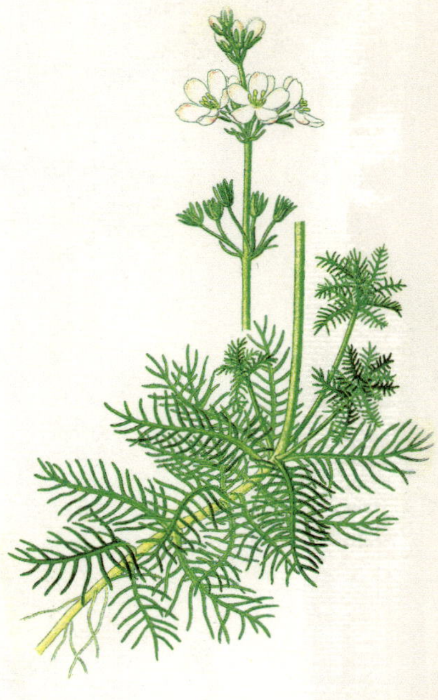

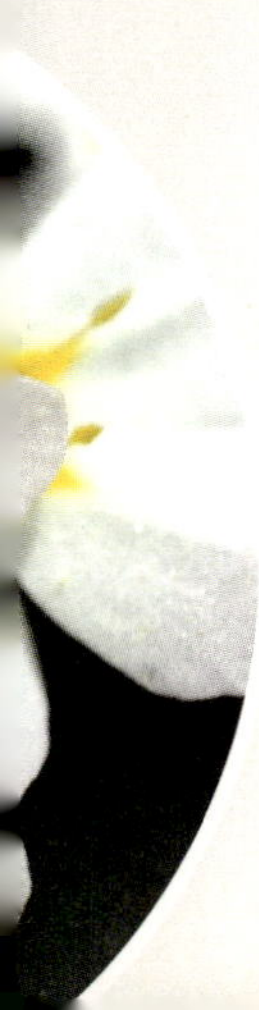

35

Weiße Kastanie oder Rosskastanie

White Chestnut

Themen:

- Mentale Aktivität, Ruhe, Gedankenfreiheit.
- **Bewegte Stille.**
- Quälende Gedanken, sich gedanklich im Kreis drehen.
- Der Verstand kommt nicht zur Ruhe.

White Chestnut ist die Blüte der weißen Kastanie. Sie hilft uns, wenn wir immer wieder von Gedanken beeinträchtigt werden, indem sich diese nicht „abstellen" lassen. Wenn wir mit einem Problem gedanklich so sehr beschäftigt sind, dass wir zu keiner Lösung kommen und immer wieder z. B. von denselben Fragmenten eines Gesprächs eingeholt werden. Sie unterstützt uns, diese Überbetonung der gedanklichen Ebene aufzulockern und den Zugang zu all unseren anderen Möglichkeiten freizulegen, die für die Lösung förderlich sind. Gefühle, Gedanken und Intuition ergänzen einander rhythmisch in Aktivität und Stille.

White Chestnut ist die Blüte, die uns hilft, die Aufmerksamkeit bewusst zu lenken und so den Ausgang aus dem Gedankenkarussell mit Leichtigkeit zu finden. Auch wenn wir einmal so ein richtiges Blackout haben, kann uns White Chestnut wieder auf die Sprünge helfen.

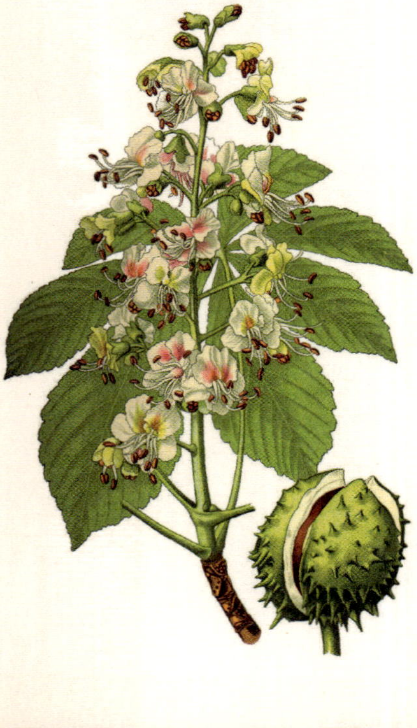

Eine blühende weiße Kastanie ist wunderschön anzusehen. Die Kerzen mit ihren strahlend weißen und doch leicht rosa und lichtgelb angehauchten Blüten vermitteln in ihrer subtilen Vielfältigkeit ein sattes, offenes und bewegtes Bild der Ruhe. White Chestnut kann uns diese Ruhe wiedergeben, die wir brauchen, um wieder klar und frei denken zu können.

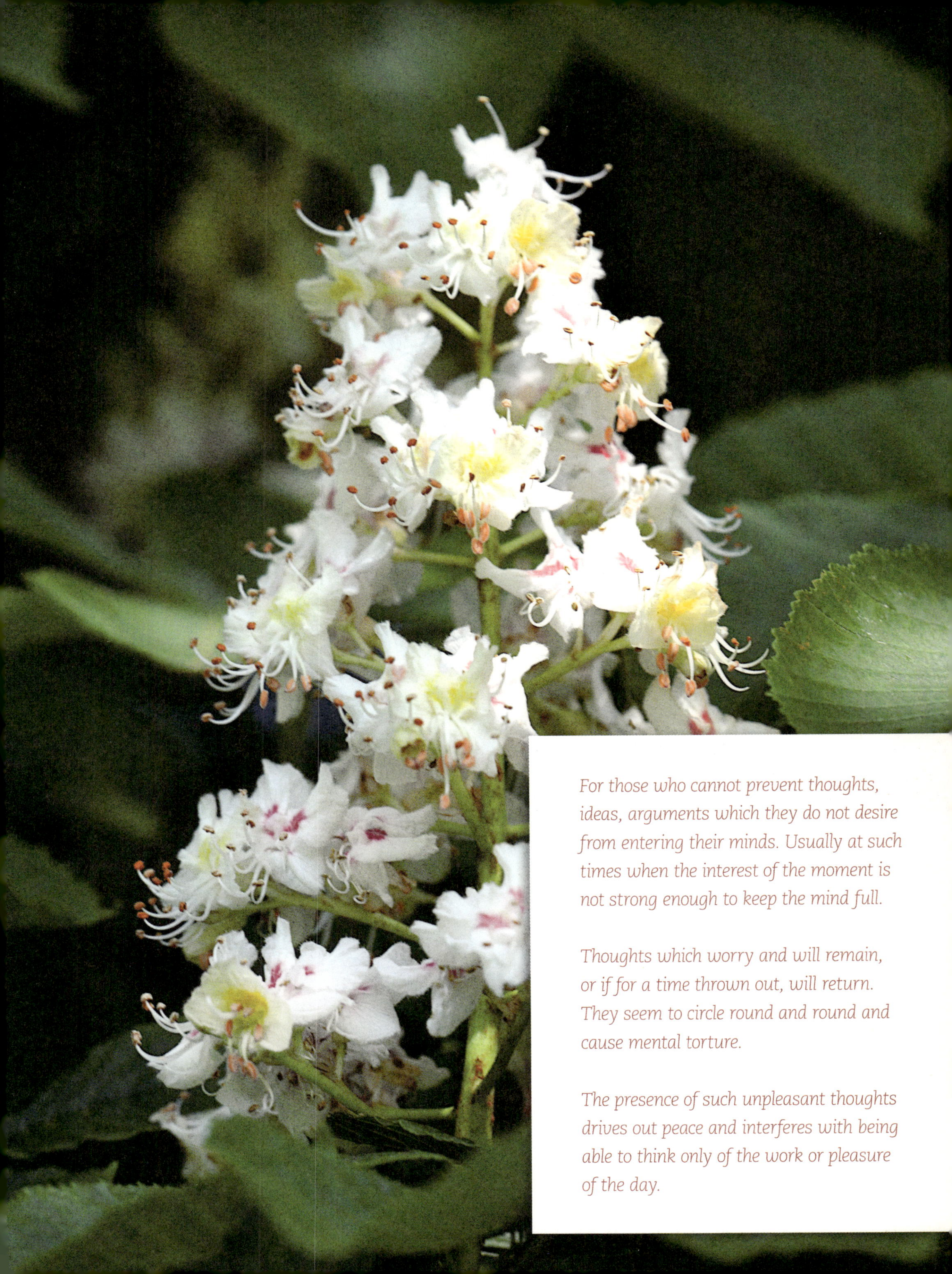

For those who cannot prevent thoughts, ideas, arguments which they do not desire from entering their minds. Usually at such times when the interest of the moment is not strong enough to keep the mind full.

Thoughts which worry and will remain, or if for a time thrown out, will return. They seem to circle round and round and cause mental torture.

The presence of such unpleasant thoughts drives out peace and interferes with being able to think only of the work or pleasure of the day.

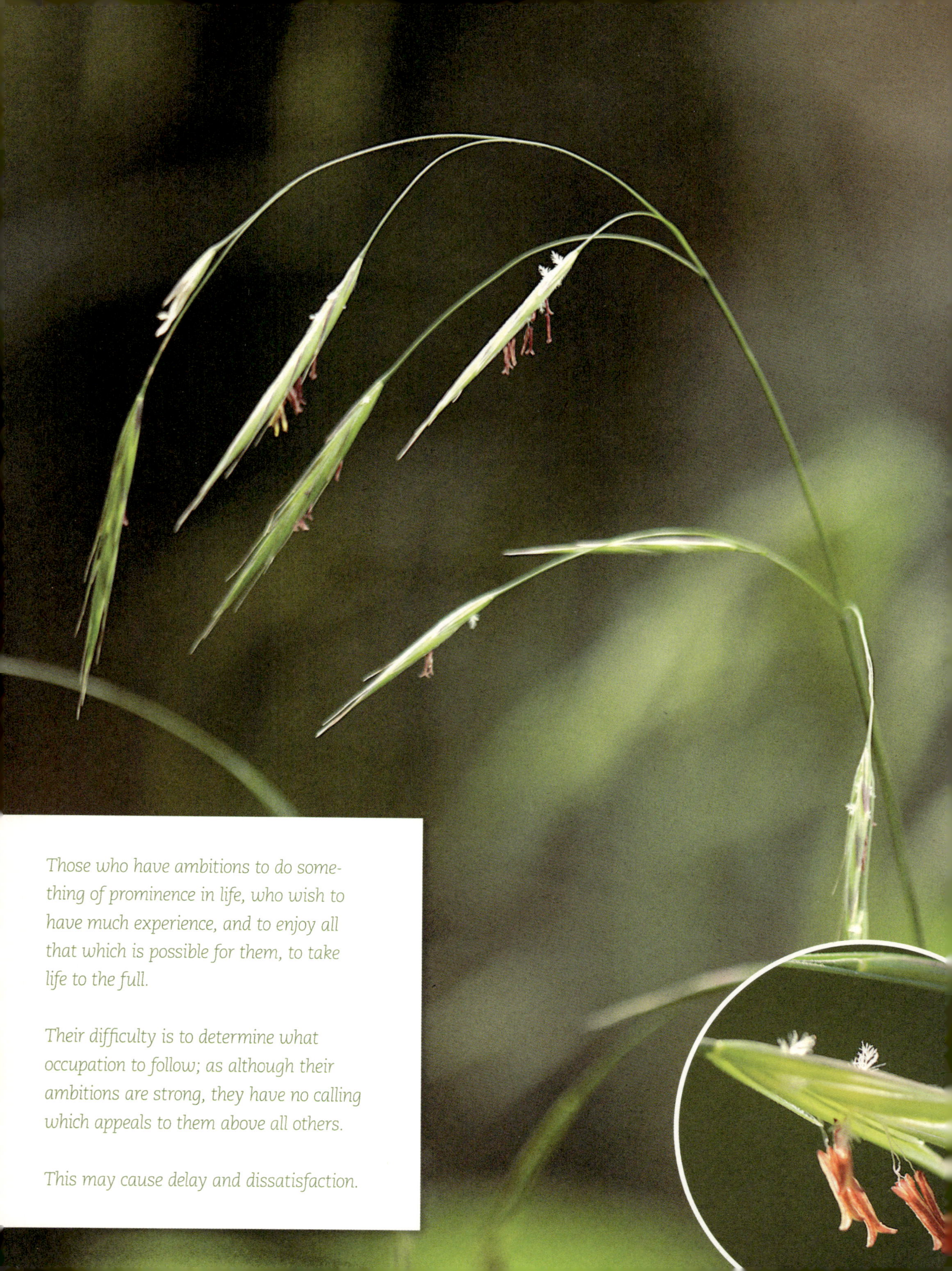

Those who have ambitions to do something of prominence in life, who wish to have much experience, and to enjoy all that which is possible for them, to take life to the full.

Their difficulty is to determine what occupation to follow; as although their ambitions are strong, they have no calling which appeals to them above all others.

This may cause delay and dissatisfaction.

36

Waldtrespe, Allseitswendige Trespe

Wild Oat

Menschen, die viele Interessen haben, mehrere Begabungen und auch den inneren Wunsch, diesen Anlagen Ausdruck zu verleihen, gleichzeitig aber auch die unbändige Lust verspüren, alles auskosten zu wollen, erleben hin und wieder Zeiten, in denen ihnen Wild Oat ein guter Freund sein kann.

Themen:

» Sinnfindung, Lebenslust, erfinderische Flexibilität.
» **Der Schatz der Vielfalt.**
» Unzufriedenheit, Unstetigkeit, plötzlich abfallendes Interesse, Langeweile.

Wenn wir uns schnell für eine Sache begeistern können, aber genauso schnell wieder das Interesse daran verlieren, wenn wir nicht und nicht den gemeinsamen Nenner in unserem (beruflichen) Leben finden können, wenn unser Inneres in der Unzufriedenheit über dieses Auf und Ab und Hin und Her quälend nach einem Befreiungsschlag ruft, dann ist Wild Oat die richtige Blüte.

Wild Oat lehrt uns die Vielfalt unserer Möglichkeiten als Schatz anzunehmen und zu verstehen, dass diese alle einen gemeinsamen Ursprung in uns haben.

Wir sind ja nicht unbedingt darauf angewiesen, immer nur einen ganz bestimmten Ausgangspunkt für unsere Unternehmungen und Pläne zu haben, wir können unter den unterschiedlichsten Lebensbedingungen unsere Ziele erreichen. Wild Oat hat die Qualität, dass wir uns leicht tun, Dinge aus dem Stand heraus zu beginnen und uns, ohne lange zu fackeln, sofort ins nächste Abenteuer zu stürzen. Manchmal erzeugt gerade diese Vielfalt aber auch Stress und das Gefühl der Einschränkung und Einengung.

Die Blüte des Wilden Hafers hilft uns, wenn die Sehnsucht, endlich anzukommen, groß ist und das Ziel unerreichbar scheint. Wild Oat unterstützt uns dabei, all die Farben und Formen unseres Lebens wieder mit Freude wahrzunehmen und lässt uns unsere wirkliche Berufung finden.

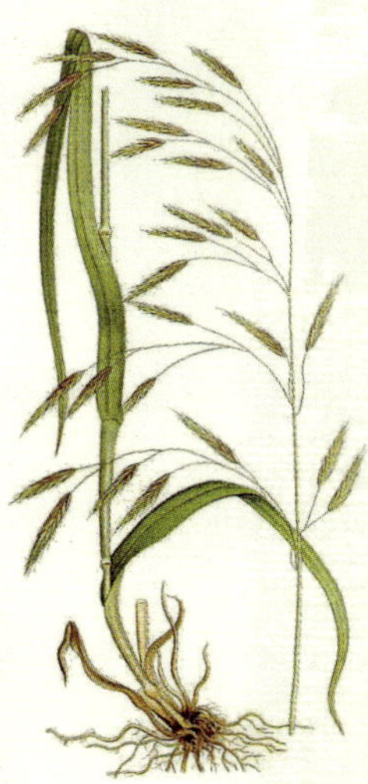

37

Hundsrose

Wild Rose

Themen:

- Lebenslust, Lebenswille, Lebensbejahung, Wehrhaftigkeit.
- **Hingabe an das Leben.**
- Kapitulation, keine Initiativen, Widerstandslosigkeit, Selbstaufgabe.

Wild Rose ist die Blüte, die in vollkommener Weise die Hingabe an das Leben verkörpert. Die Begegnung mit ihr ist ein Moment der Erhöhung und Verbeugung zur gleichen Zeit.

Ihre Hilfe brauchen wir, wenn wir in einem Bereich unseres Lebens still und leise aufgegeben haben und ohne jegliche Ambition oder Gegenwehr diesen Zustand hinnehmen. Die Sehnsucht, von allen Mühen erlöst sich der Schwerelosigkeit hinzugeben, liegt diesem Zustand zugrunde.

Starke Vitalität und zarteste Offenbarung derselben sind die Merkmale von Wild Rose. Für uns ist die Blüte dann wichtig, wenn wir mit diesen Qualitäten nicht mehr gut in Verbindung stehen und sich unser Leben zu wenig lebendig anfühlt.

Wir lernen mit Unterstützung von Wild Rose, unser Leben wieder lebenswert zu empfinden, jeden Tag als wertvoll, die Eindrücke, die wir mit unseren Sinnen erfahren können, als Geschenk anzunehmen. Der Appetit auf neue Eindrücke und Erfahrungen kann wieder zurückkehren.

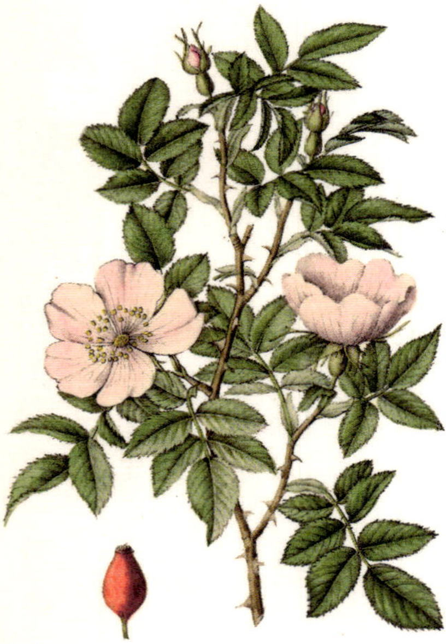

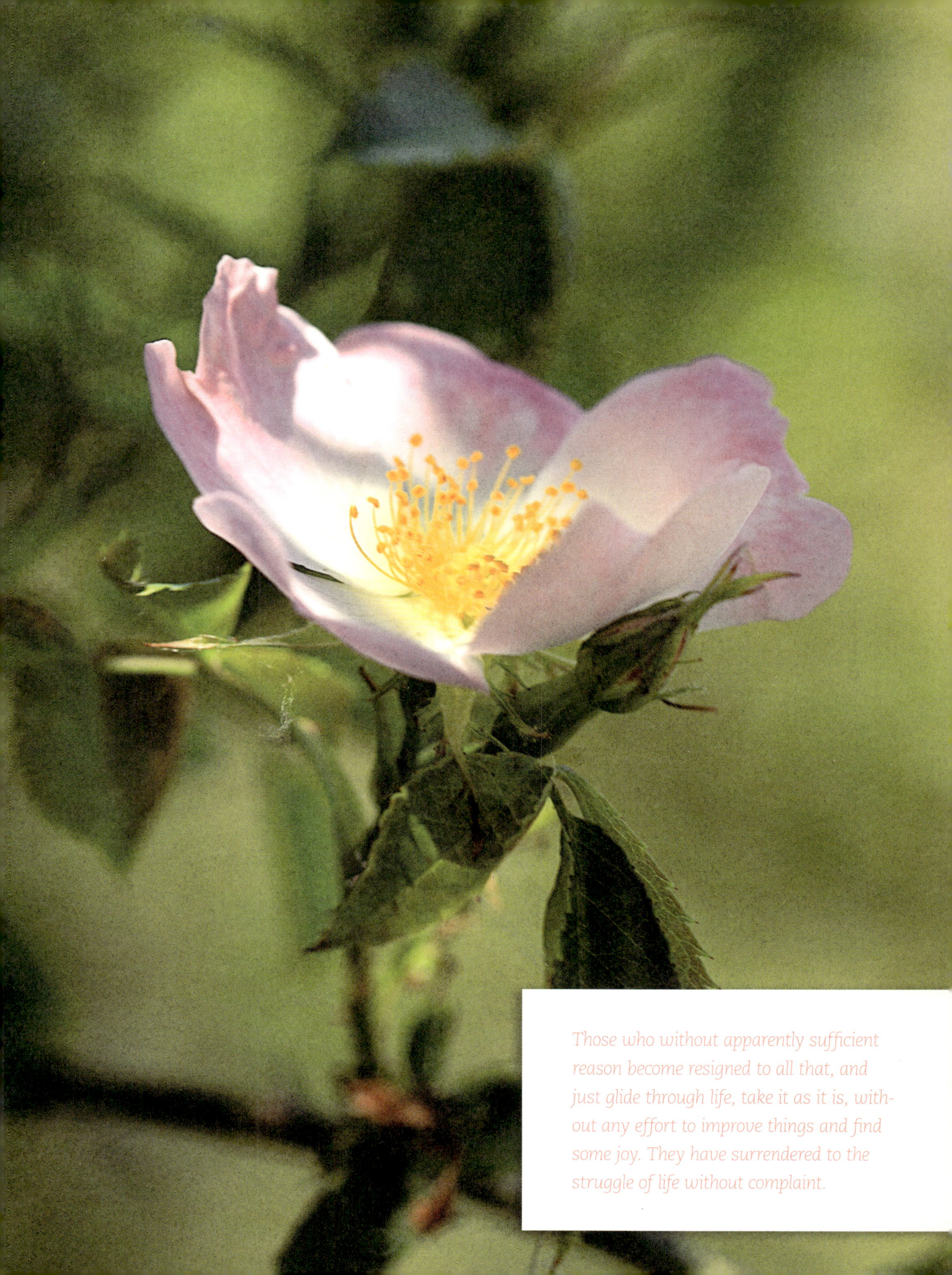

Those who without apparently sufficient reason become resigned to all that, and just glide through life, take it as it is, without any effort to improve things and find some joy. They have surrendered to the struggle of life without complaint.

38

Gelbe Weide, Dotterweide

Willow

Themen:

- Schicksal, Gestaltung, Ursache und Wirkung, Verantwortung, Eigenständigkeit, Verstehen von Zusammenhängen.
- **Loslassen von Kummer und Sorgen, Versöhnung mit dem Schicksal, Selbstbestimmung.**
- Ohnmacht, mit dem Schicksal hadern, sich als Opfer oder ungerecht behandelt fühlen, Bitterkeit, Groll.

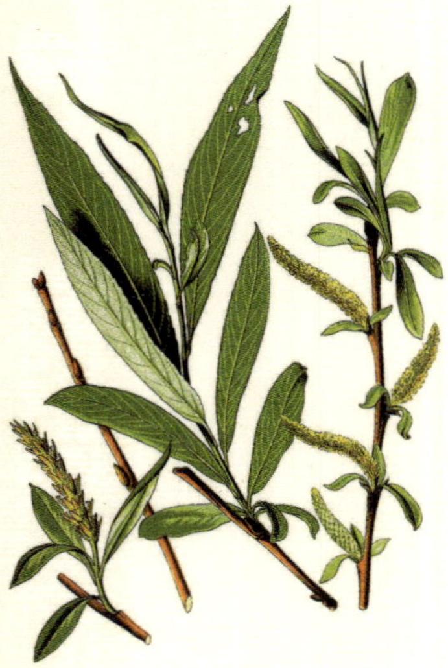

Willow ist die Blüte der Gelben Weide. Sie hilft uns dabei, den Kummer über erlittenes Unrecht und Fehlschläge loszulassen, und uns wieder der Gestaltung unseres eigenen Lebens zuzuwenden.

Im Laufe des Lebens kommen wir in Situationen oder Phasen, die uns mit Umständen konfrontieren, die wir nicht ändern können, von deren Auswirkungen wir aber stark betroffen sind. In Zeiten, in denen wir mit solchen Einschränkungen leben müssen, ist es manchmal schwierig, die Mitte zwischen Groll und Schuldzuweisungen einerseits und Ohnmacht und Opferrolle andererseits zu finden. Beide Zustände verstärken die Schwierigkeiten noch mehr und verhärten die festgefahrene Situation. Doch wie können wir uns Luft verschaffen in so einer Zwickmühle?

Der Groll, der entsteht, wenn wir die Folgen des Fehlers von jemand anderem ausbaden müssen, ist zwar verständlich. Es ist aber für uns gut, uns nicht mit unserem Unglück zu verbünden und zu erkennen, wann der Moment gekommen ist, aus dieser Phase gestärkt herauszugehen. Willow kann uns dabei helfen, schrittweise das Wissen um die Zusammenhänge zu erlangen und neue Wege der Gestaltungsmöglichkeit zu finden.

Auch in einer Zeit, in der ein Schicksalsschlag unser Leben schwer belastet, können wir durch die versöhnende Qualität von Willow langsam wieder sehen, wie wir in unserem Leben Tiefe und Freude finden und so der Freiheit ein neues Gesicht geben können.

Dort, wo wir trotz unseres Bemühens nicht den Erfolg erzielen konnten, den wir erwartet hatten, wird Willow unsere Bitterkeit mildern.

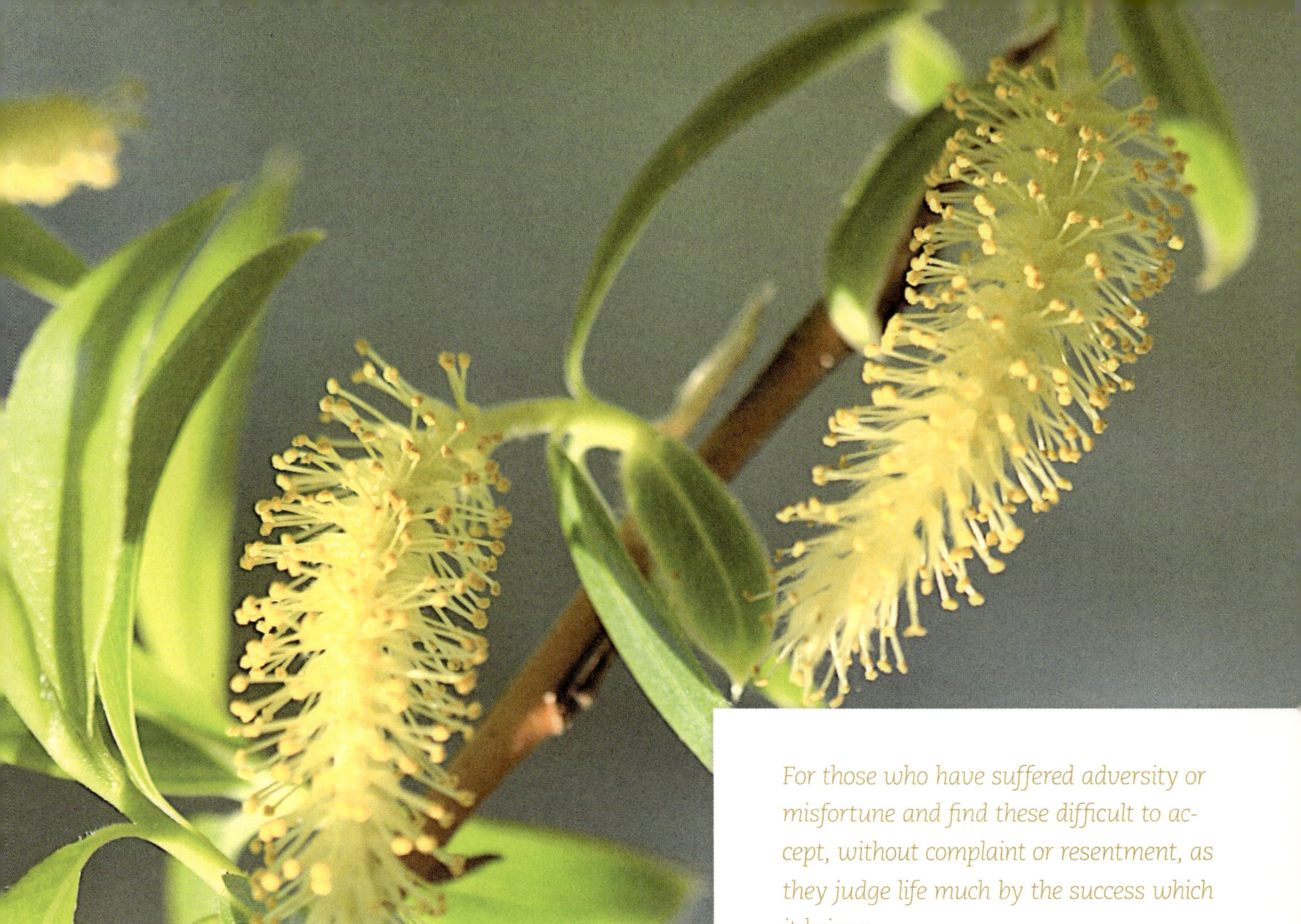

For those who have suffered adversity or misfortune and find these difficult to accept, without complaint or resentment, as they judge life much by the success which it brings.

They feel that they have not deserved so great a trial, that it was unjust, and they become embittered.

They often take less interest and are less active in those things of life which they had previously enjoyed.

Willow ist die Blüte, die mit allen Schattierungen der Eigenverantwortlichkeit zusammenhängt. Eigenverantwortlichkeit kann auch bedeuten, dass wir all dem, was uns begegnet, unsere ganz eigene Antwort geben. Wir gestalten unser Leben, wir werden mit den Auswirkungen von Handlungen anderer Mitgestalter konfrontiert, wir sind Teil und wir sind gleichzeitig unabhängig. Diese beiden Wirklichkeiten kommunizieren immer wieder durch unsere persönliche Antwort auf das Erlebte. Alles ist mit allem verbunden.

Diese weise Blüte steht uns im Stadium des Kummers und der Verletzung zur Seite. Sie begleitet uns auf dem Weg zu unserer individuellen Lebensgestaltung.

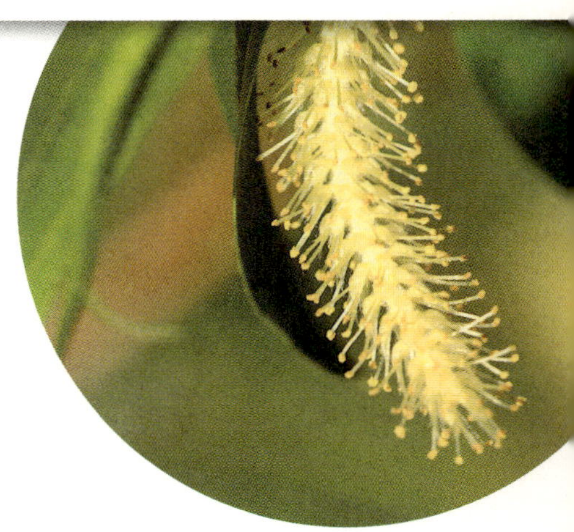

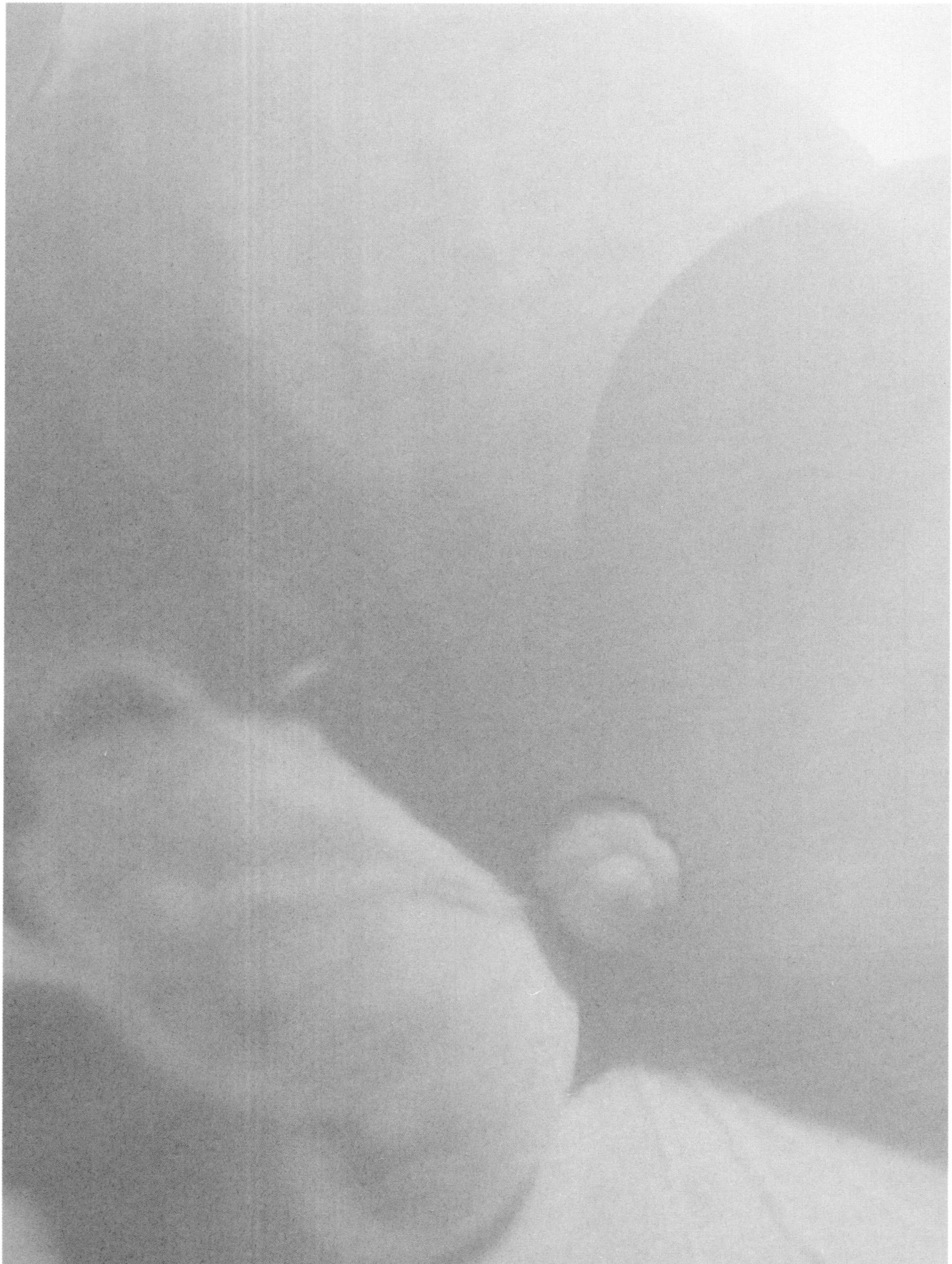

Rescue (Notfalltropfen)

99

39

Rescue (Notfalltropfen)

Rescue-Tropfen sind in krisenhaften Ausnahmesituationen sehr hilfreich. Einige Tropfen aus der stock bottle in einem Glas Wasser, in der Einnahmeflasche oder einer Trinkflasche helfen in akuten Krisensituationen. Auch eine bestehende Mischung können wir um Rescue erweitern.

Unmittelbar nach schwerwiegenden Ereignissen ist Rescue ebenso unterstützend wie kurz vor oder während einer Prüfung, einem wichtigen Gesprächstermin oder einer ähnlichen Situation, in der die Nervosität groß ist.

Blüten, die in den Rescue-Tropfen enthalten sind, können gleichzeitig auch in der Blüten-Mischung vorkommen, z. B. Rescue und Rock Rose, Rescue und Clematis usw.

Wenn die akute Krisensituation vorüber ist, können wir zu den Blüten wechseln, die nun im Vordergrund stehen, und mit Rescue wieder aufhören.

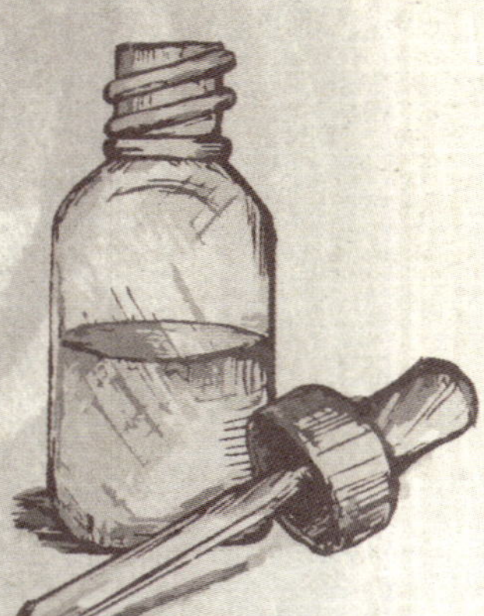

Folgende Blüten sind in den Rescue-Tropfen enthalten:

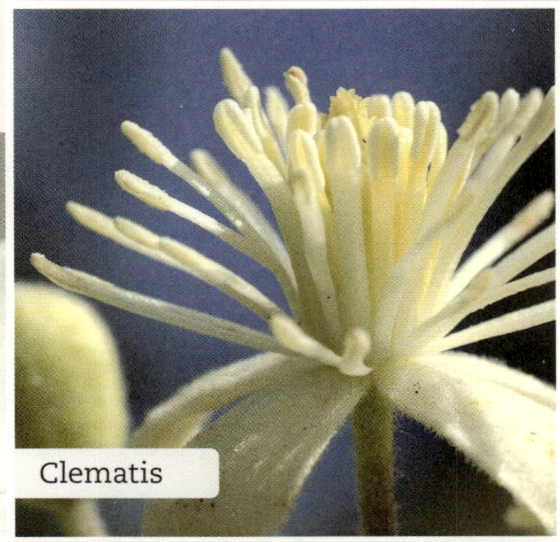

Clematis

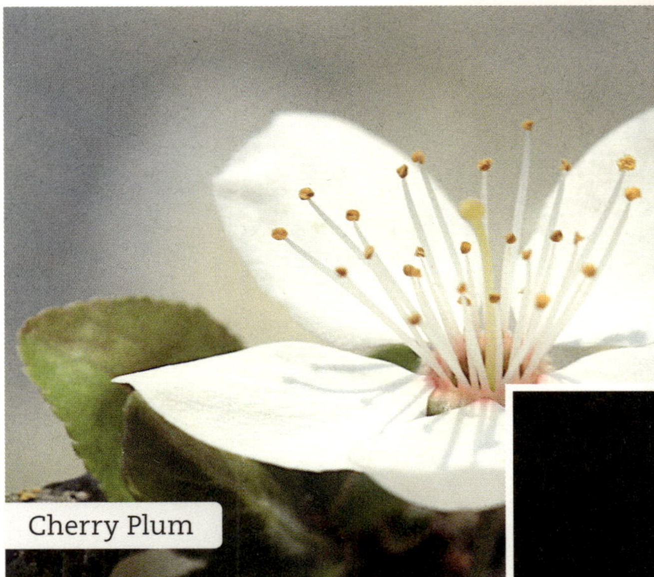

Cherry Plum

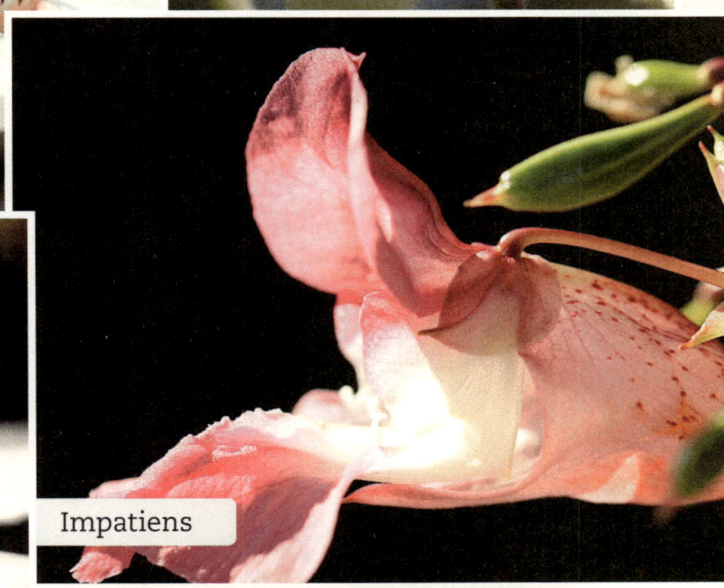

Impatiens

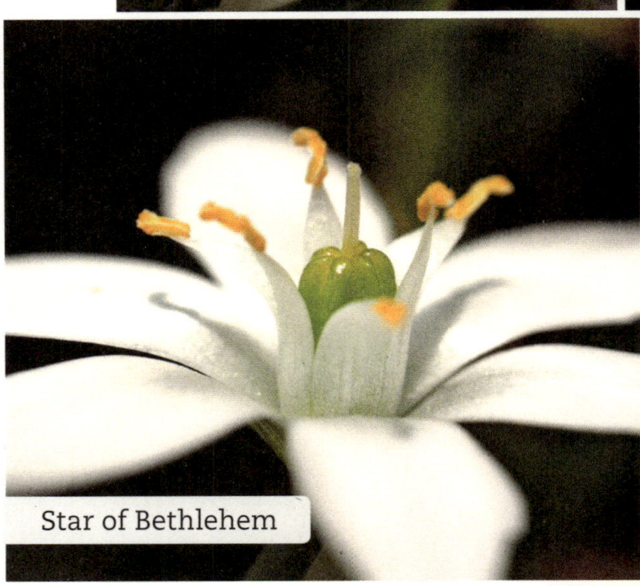

Star of Bethlehem

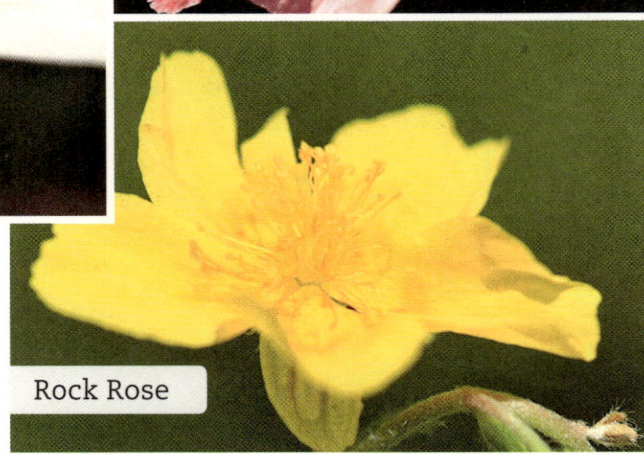

Rock Rose

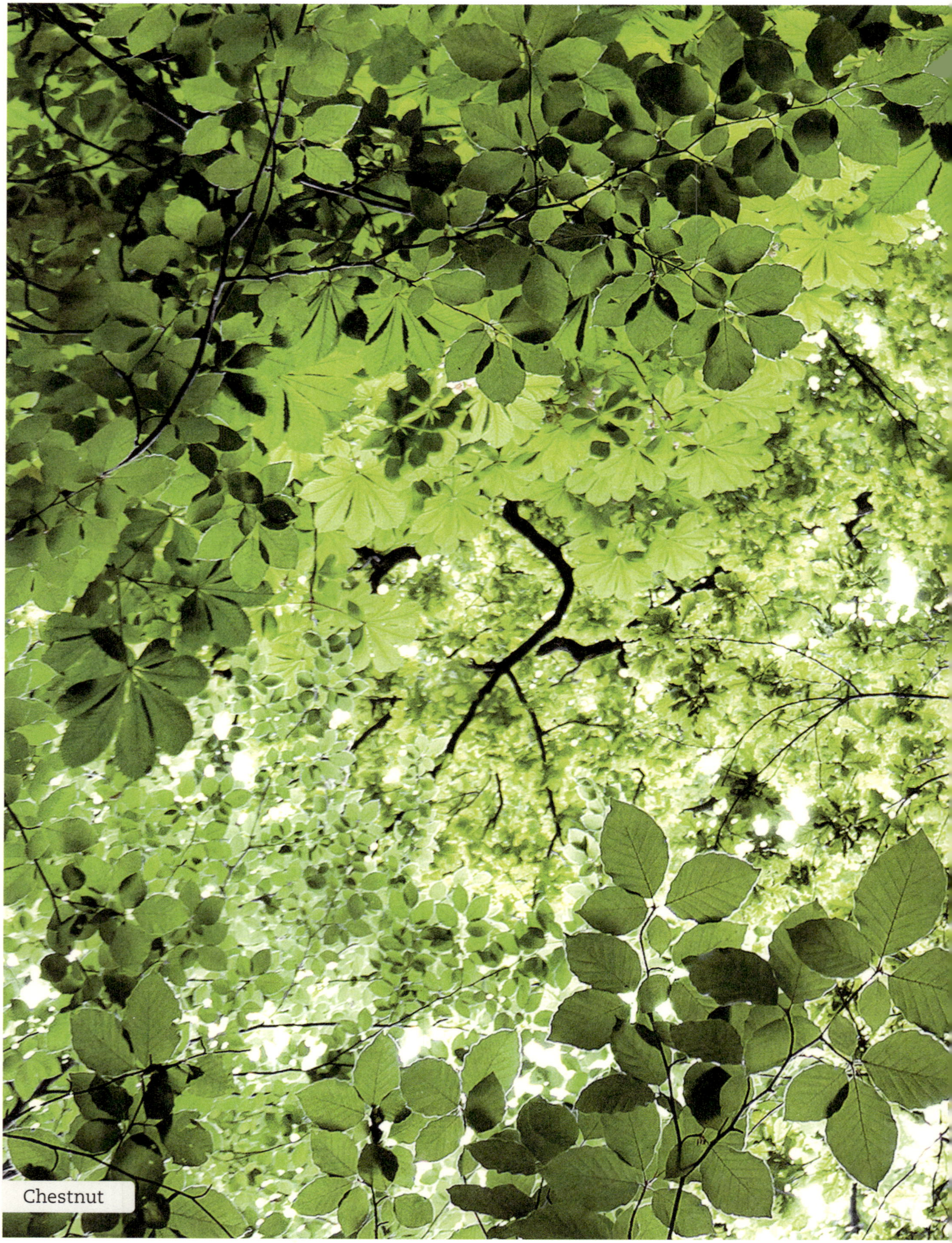
Chestnut

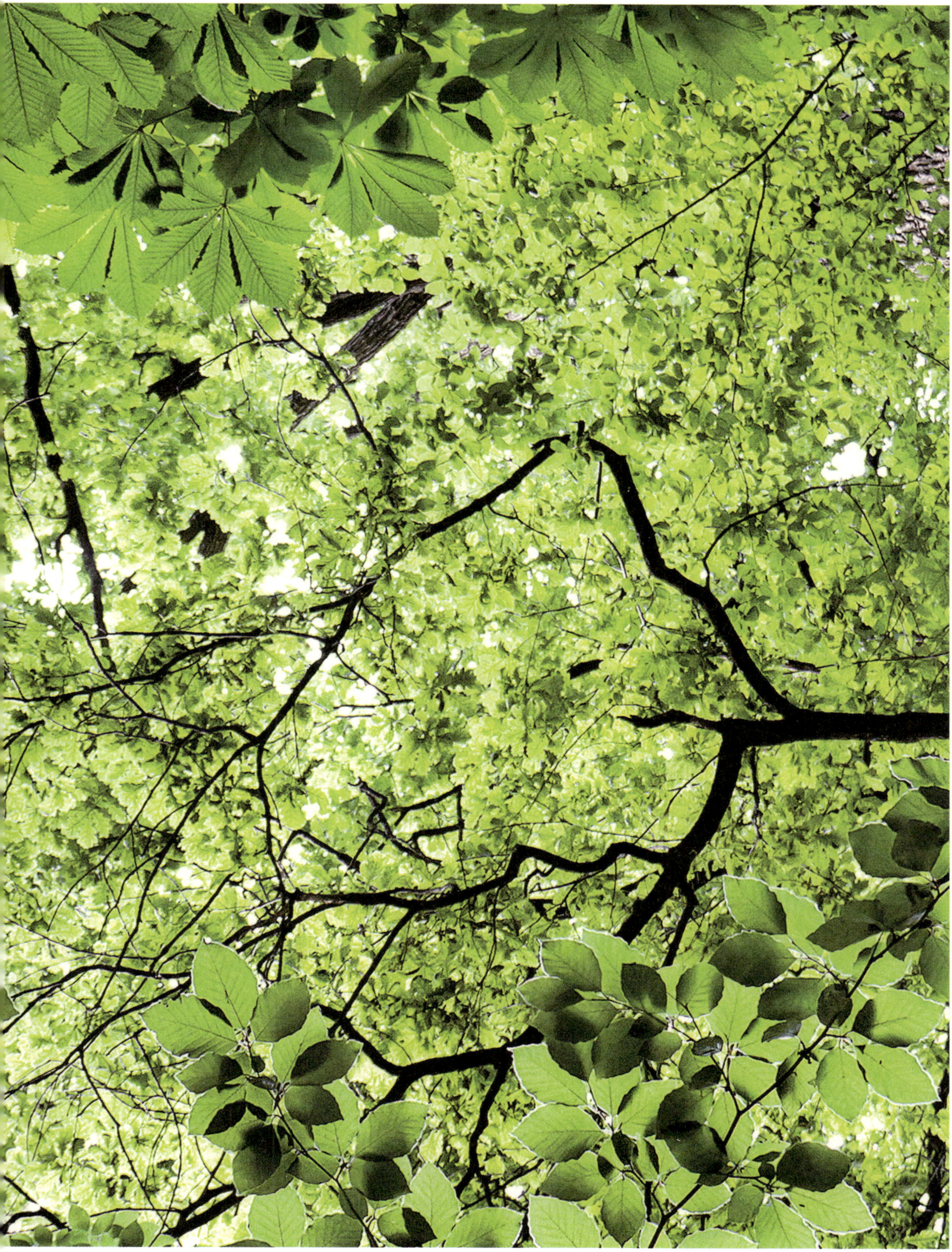

Einstiegssätze

Einstiegssätze

Diese Sätze können uns helfen, die Blickrichtung einzunehmen, aus der uns die Blüte begegnen wird. Sie sind auch für eine letzte Überprüfung der Blütenmischung dienlich.

Ein Beispiel:

Wir haben die Blüten Beech und Star of Bethlehem ausgewählt und betrachten ihre Einstiegssätze:

Beech: *Ich habe die Bereitschaft,*
mein Wissen in einen größeren Zusammenhang zu stellen.

Star of Bethlehem: *Ich habe die Bereitschaft,*
mich von der Sanftheit berühren zu lassen.

Mit diesen Sätzen können wir eine Brücke legen, auf der wir den Blüten entgegenkommen und spüren, dass wir uns auf die Hilfe, die uns angeboten wird, einlassen wollen. Es ist so, als ob wir bei schwachem Wind auf einem See treiben und durch das Hinwenden des Segels zum Wind spüren, dass wir Fahrt aufnehmen. Dieses Hinwenden ist der tiefere Sinn der Einstiegssätze.

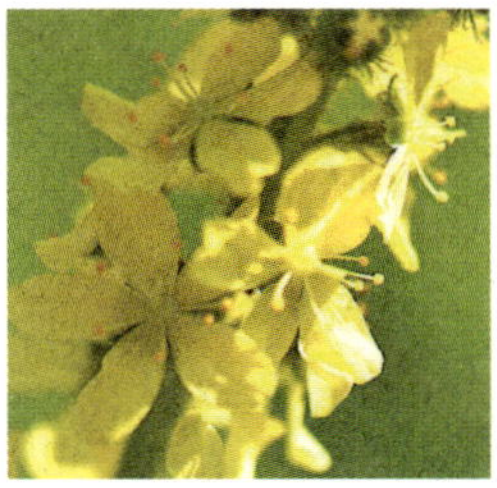

1. Agrimony

*Ich habe die Bereitschaft,
die Freude in mir wiederzufinden.*

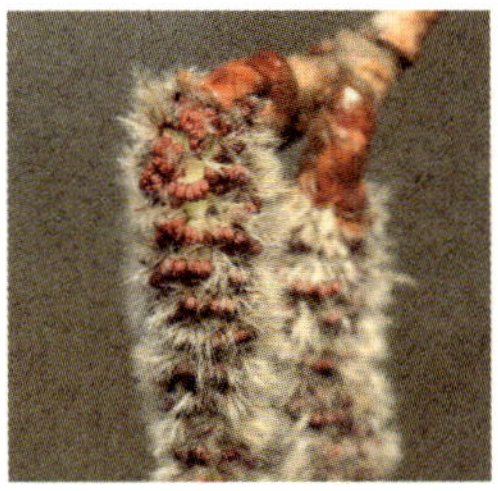

2. Aspen

*Ich habe die Bereitschaft,
mich wieder sicher zu fühlen.*

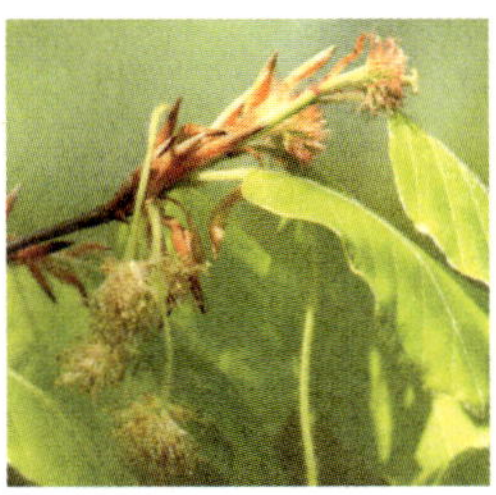

3. Beech

*Ich habe die Bereitschaft,
mein Wissen in einen größeren
Zusammenhang zu stellen.*

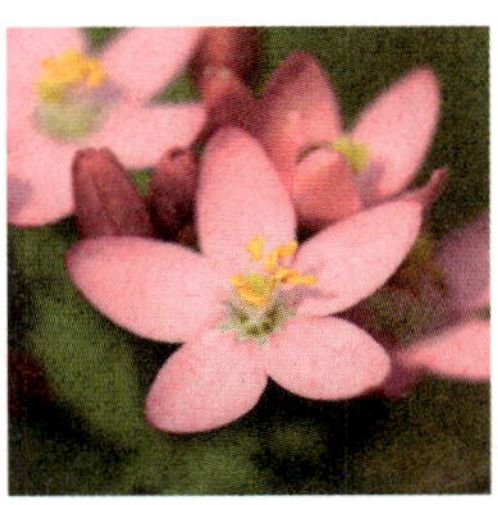

4. Centaury

*Ich habe die Bereitschaft,
meine eigene Stärke zu spüren.*

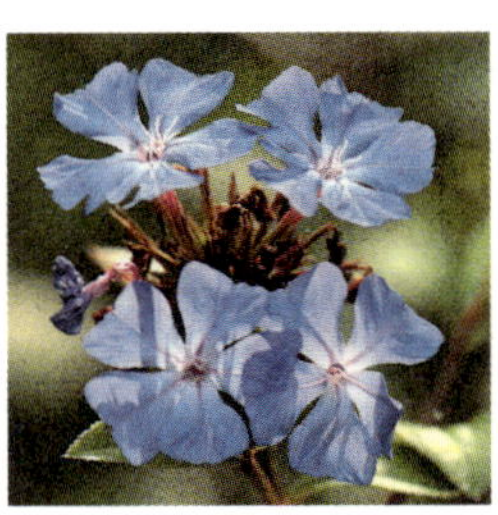

5. Cerato

*Ich habe die Bereitschaft,
die Antwort in mir zu finden.*

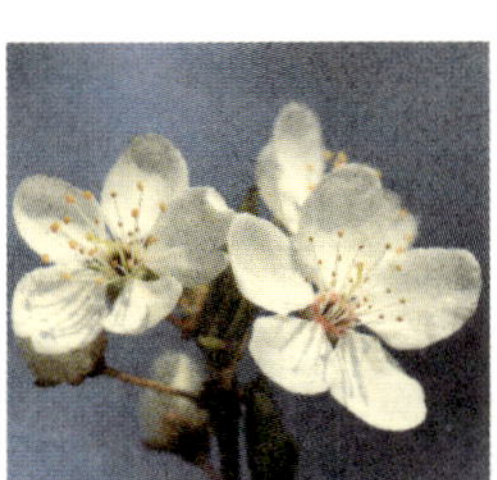

6. Cherry Plum

*Ich habe die Bereitschaft,
meinen Gefühlen Raum zu geben.*

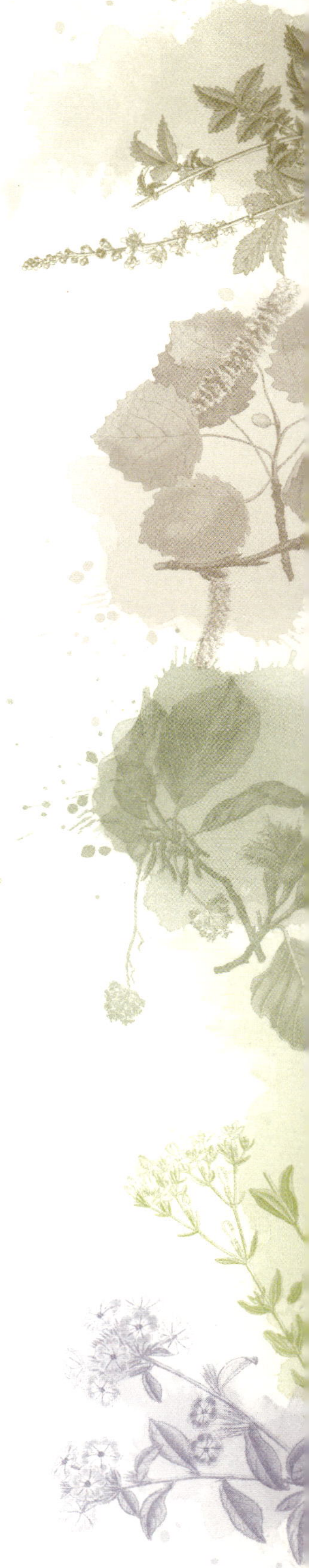

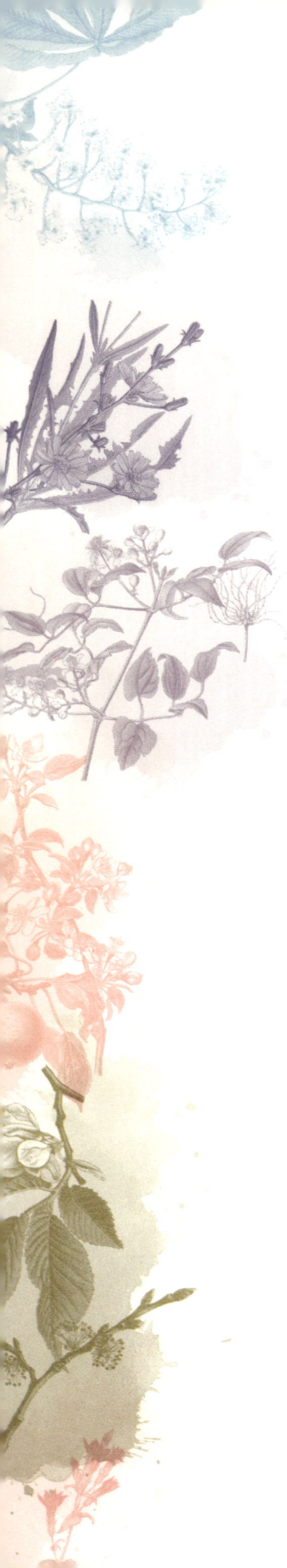

7. Chestnut Bud

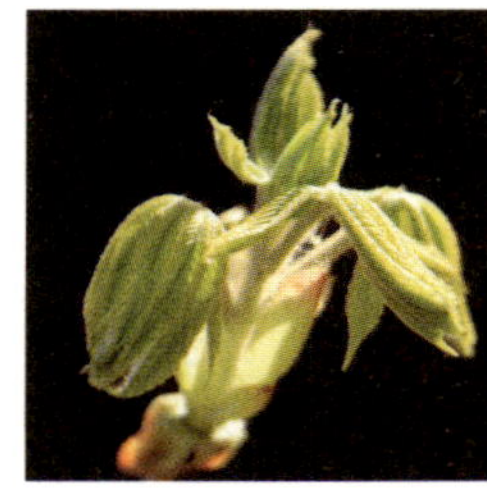

*Ich habe die Bereitschaft,
einen Schritt nach dem anderen
zu machen.*

8. Chicory

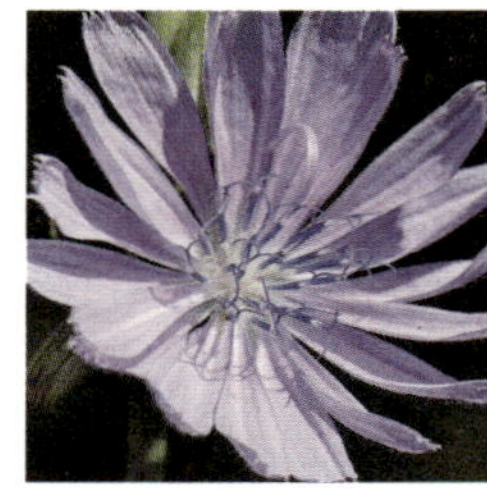

*Ich habe die Bereitschaft,
der Fülle entgegenzugehen.*

9. Clematis

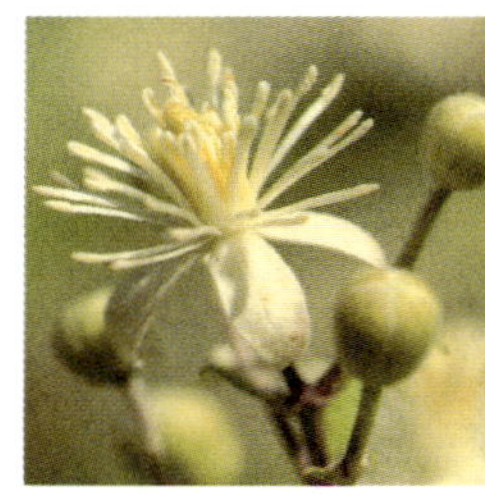

*Ich habe die Bereitschaft,
anwesend zu sein.*

10. Crab Apple

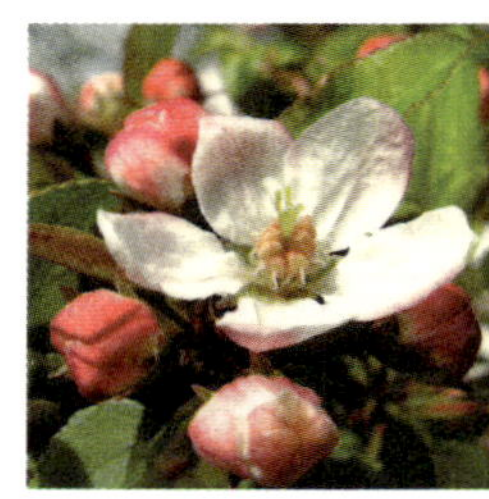

*Ich habe die Bereitschaft,
in meinem Wunsch nach Reinheit
unterstützt zu werden.*

11. Elm

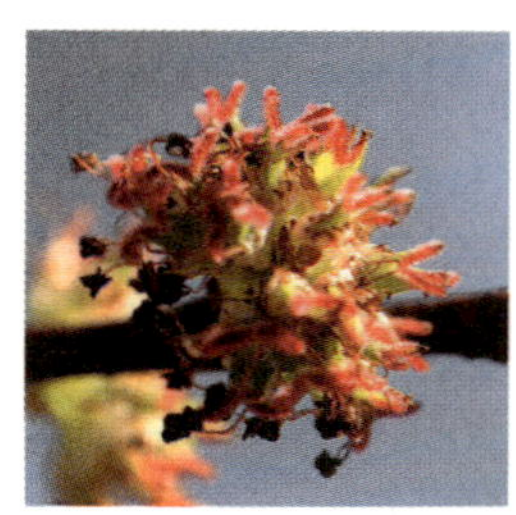

*Ich habe die Bereitschaft,
sinnvolle Unterstützung für meine
Arbeit anzunehmen.*

12. Gentian

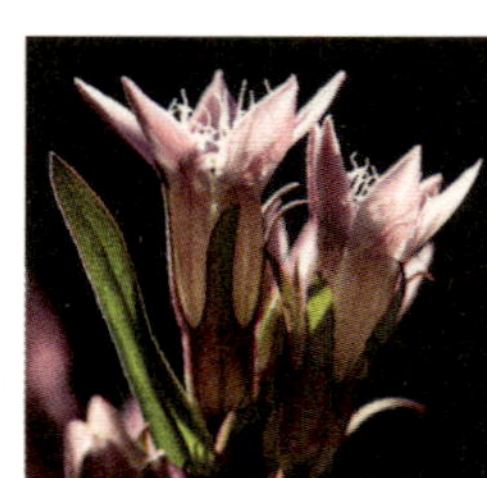

*Ich habe die Bereitschaft,
mich von der Enttäuschung zu erholen.*

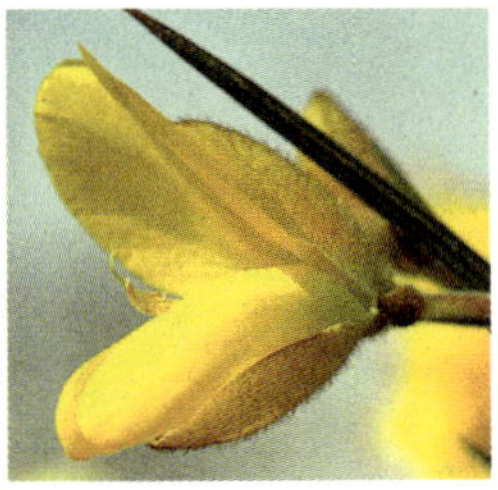

13. Gorse

*Ich habe die Bereitschaft,
keine bestimmte Erwartung zu haben.*

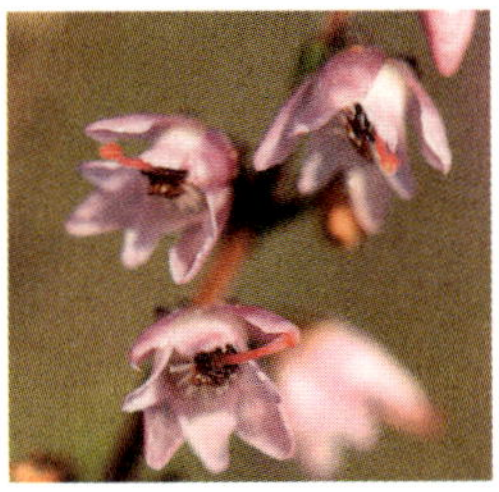

14. Heather

*Ich habe die Bereitschaft,
Geborgenheit und Bestätigung
zu erfahren.*

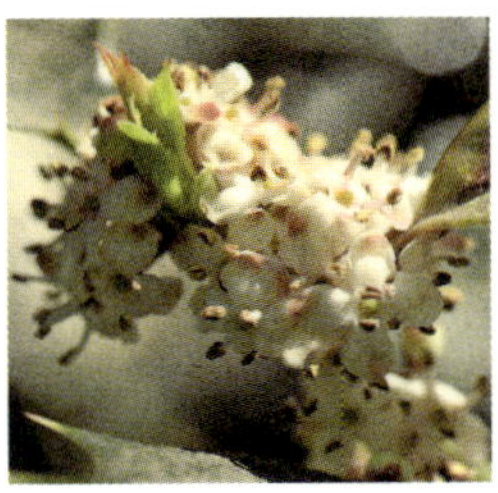

15. Holly

*Ich habe die Bereitschaft,
für einen Moment nichts persönlich
zu nehmen.*

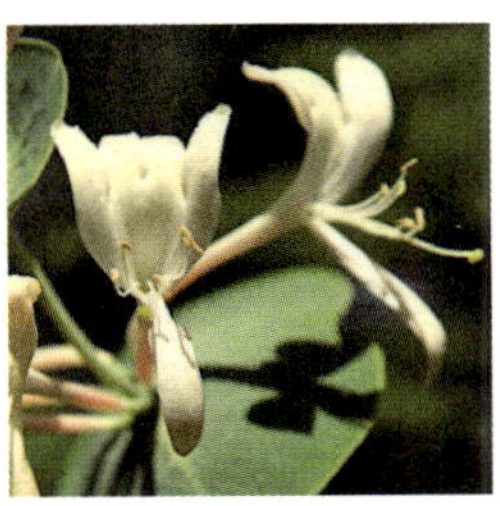

16. Honeysuckle

*Ich habe die Bereitschaft,
das Wertvolle mitzunehmen.*

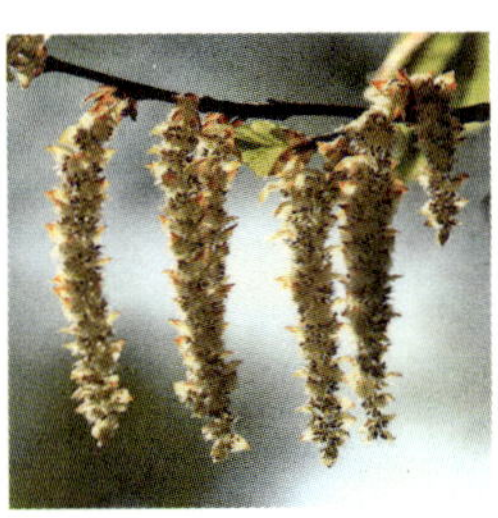

17. Hornbeam

*Ich habe die Bereitschaft,
mich mit frischer Aufmerksamkeit
zu verbinden.*

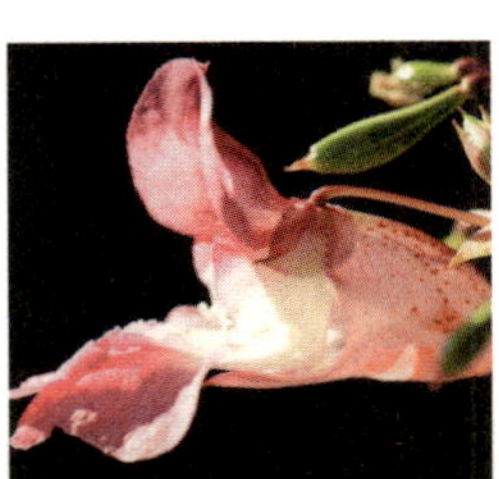

18. Impatiens

*Ich habe die Bereitschaft,
die Unterstützung des natürlichen
Rhythmus anzunehmen.*

19. Larch

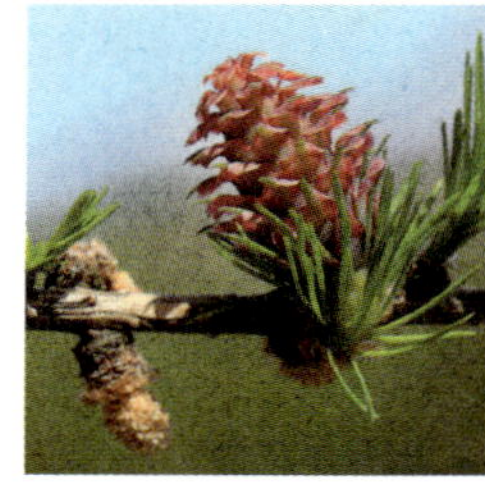

Ich habe die Bereitschaft,
meine Einzigartigkeit zu achten.

20. Mimulus

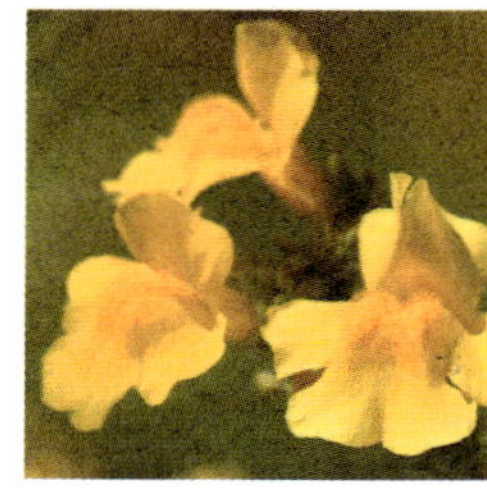

Ich habe die Bereitschaft,
mich an der Hand nehmen zu lassen.

21. Mustard

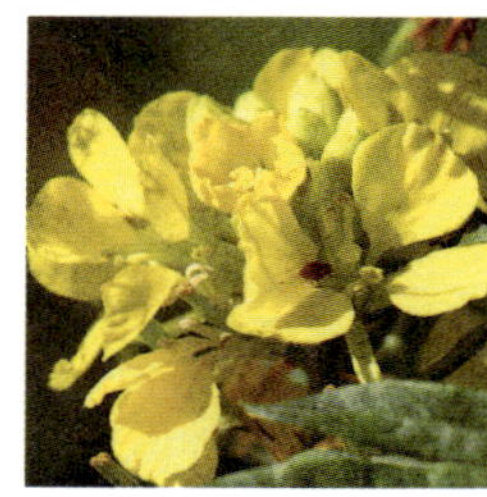

Ich habe die Bereitschaft,
aus der Tiefe der Gefühle zu schöpfen.

22. Oak

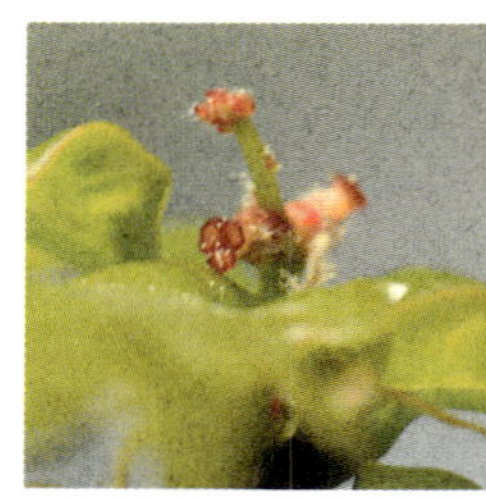

Ich habe die Bereitschaft,
mit der wirklich großen Kraft in Berührung zu kommen und Entlastung zu erfahren.

23. Olive

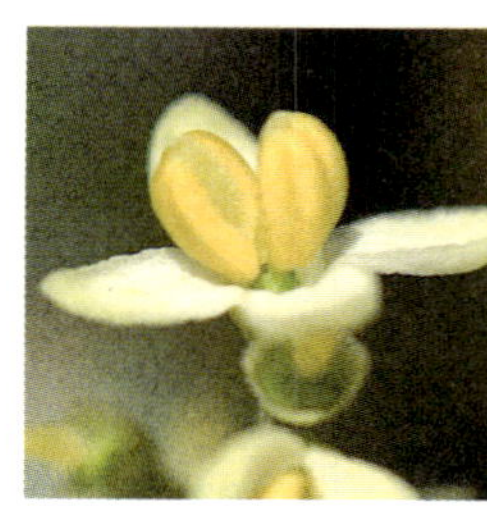

Ich habe die Bereitschaft,
im Schlaf zu regenerieren.

24. Pine

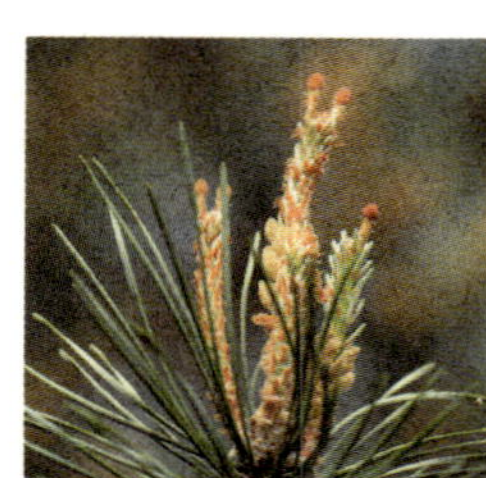

Ich habe die Bereitschaft,
mit mir selbst liebevoll umzugehen.

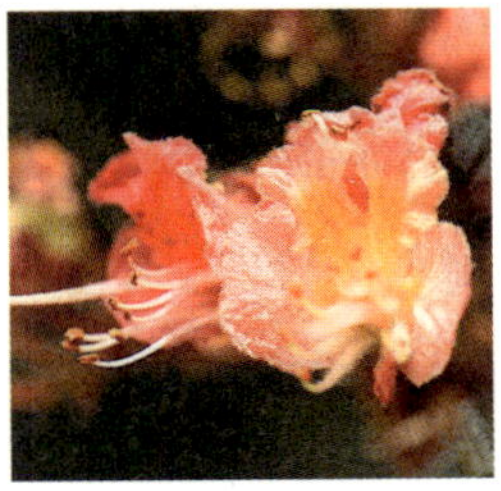

25. Red Chestnut

**Ich habe die Bereitschaft,
die Eigenständigkeit der Person zu achten.**

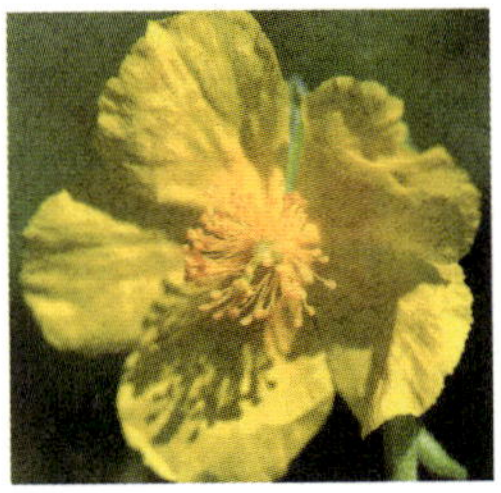

26. Rock Rose

*Ich habe die Bereitschaft,
meine Handlungsfähigkeit wiederzubekommen.*

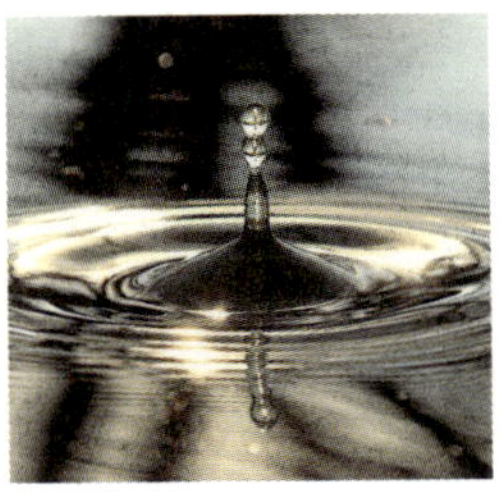

27. Rock Water

*Ich habe die Bereitschaft,
dem Unerwarteten Raum zu geben.*

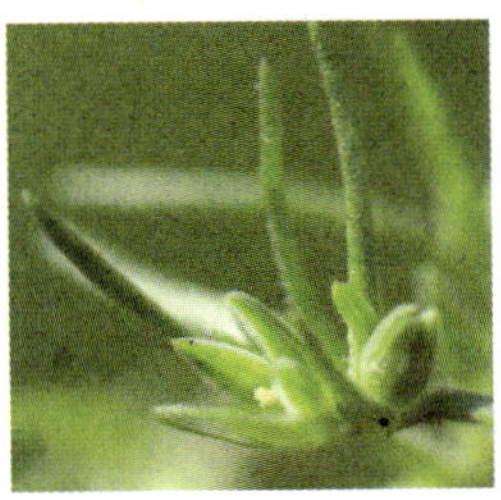

28. Scleranthus

*Ich habe die Bereitschaft,
einer Frage auf den Grund zu gehen.*

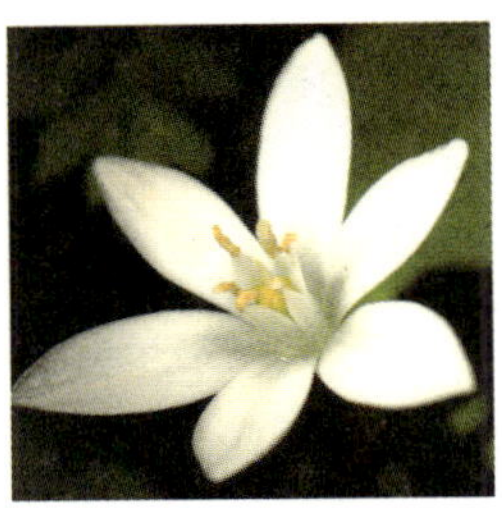

29. Star of Bethlehem

*Ich habe die Bereitschaft,
mich von der Sanftheit berühren
zu lassen.*

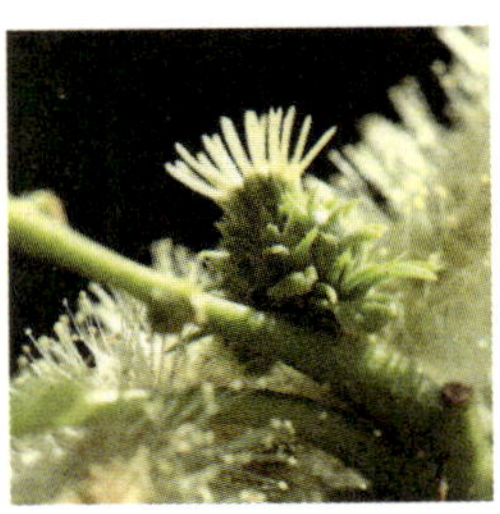

30. Sweet Chestnut

*Ich habe die Bereitschaft,
meine Grenze anzuerkennen.*

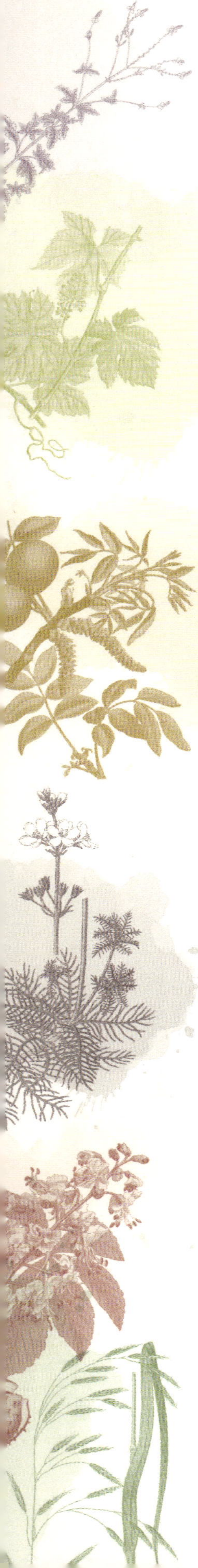

31. Vervain

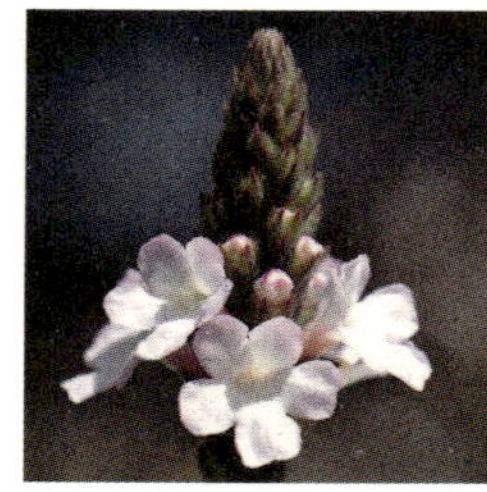

*Ich habe die Bereitschaft,
meinen Überzeugungen mit Umsicht
Raum zu geben.*

32. Vine

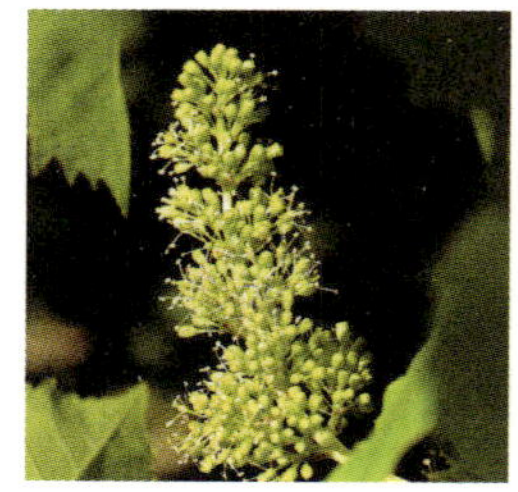

*Ich habe die Bereitschaft,
die Führungsrolle nicht alleine zu spielen.*

33. Walnut

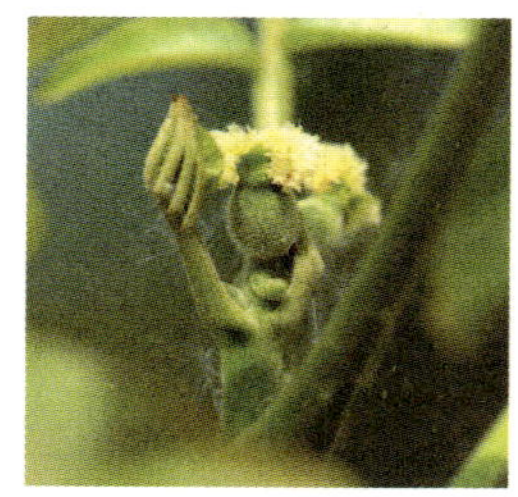

*Ich habe die Bereitschaft,
meinen eigenen Weg zu gehen.*

34. Water Violet

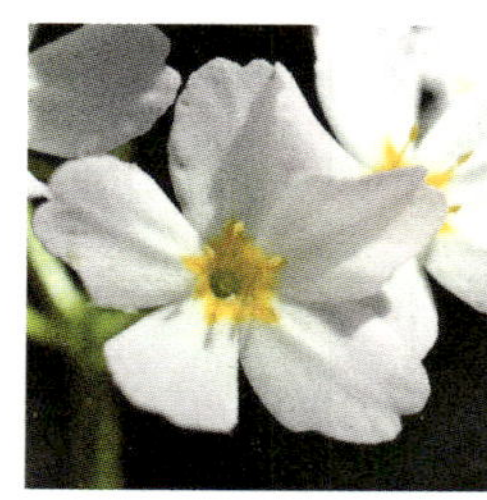

*Ich habe die Bereitschaft,
wohlwollenden Austausch zu erfahren.*

35. White Chestnut

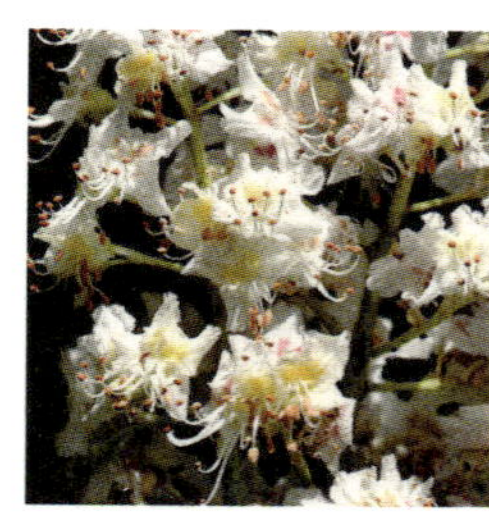

*Ich habe die Bereitschaft,
Sättigung der Gedanken zu erleben.*

36. Wild Oat

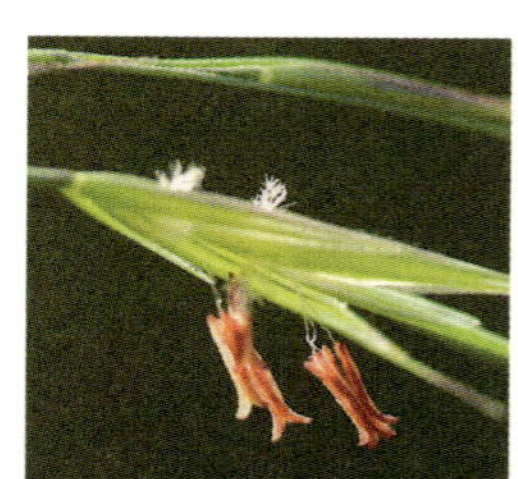

*Ich habe die Bereitschaft,
die Vielfalt als Schatz zu sehen.*

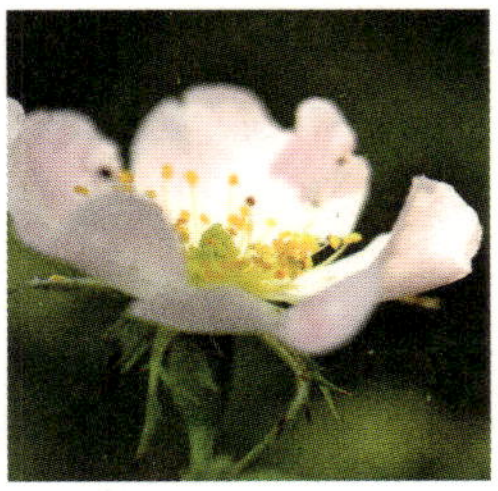

37. Wild Rose

Ich habe die Bereitschaft,
mich dem Leben wieder hinzugeben.

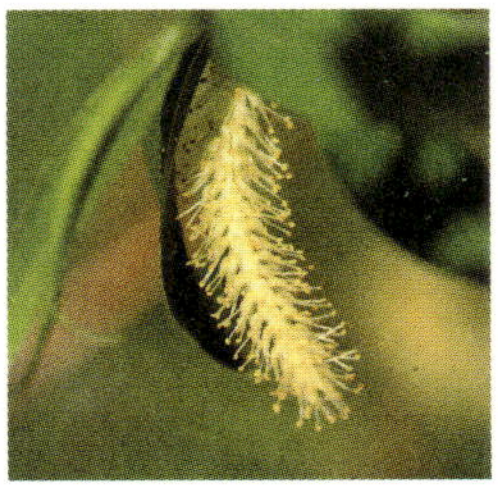

38. Willow

Ich habe die Bereitschaft,
von einer Last befreit zu werden.

Chicory

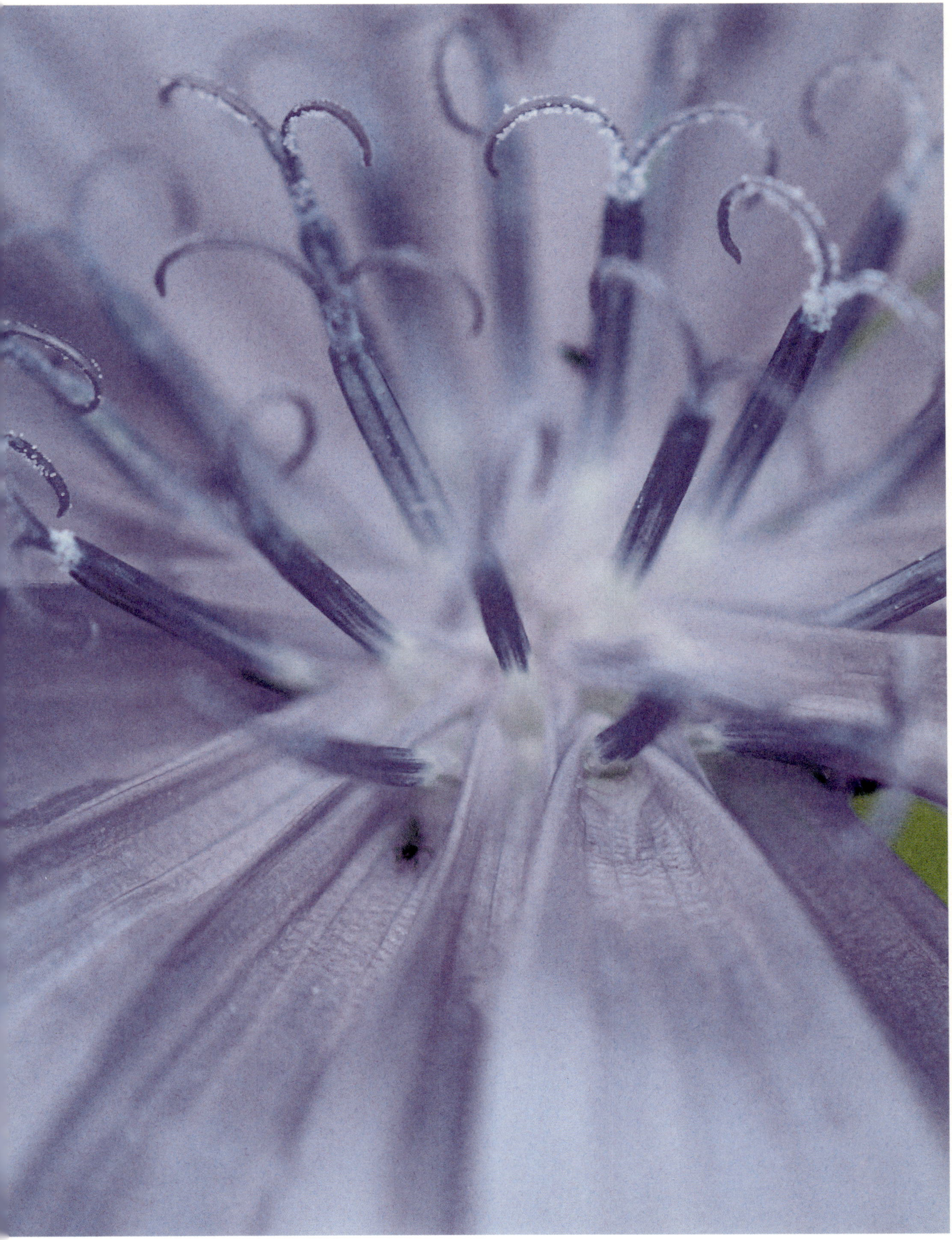

Verzeichnis

Die 38 Blüten mit botanischer Bezeichnung und den deutschsprachigen Namen

1. Agrimony *[Agrimonia eupatoria]*
Kleiner/Gewöhnlicher Odermennig

2. Aspen *[Populus tremula]*
Espe oder Zitterpappel

3. Beech *[Fagus sylvatica]*
Rotbuche

4. Centaury *[Centaurium umbellatum]*
Echtes Tausendgüldenkraut

5. Cerato *[Ceratostigma willmottiana]*
Chinesisches Hornkraut

6. Cherry Plum *[Prunus cerasifera]*
Kirschpflaume

7. Chestnut Bud *[Aesculus hippocastanum]*
Blattknospe der Rosskastanie

8. Chicory *[Cichorium intybus]*
Wegwarte

9. Clematis *[Clematis vitalba]*
Weiße/Gewöhnliche Waldrebe

10. Crab Apple *[Malus sylvestris pumila]*
Holzapfel

11. Elm *[Ulmus procera]*
Englische Ulme

12. Gentian *[Gentianella amarella]*
Bitterer Fransenenzian

13. Gorse *[Ulex europeus]*
Stechginster

14. Heather *[Calluna vulgaris]*
Schottisches Heidekraut

15. Holly *[Ilex aquifolium]*
Stechpalme

16. Honeysuckle *[Lonicera caprifolium]*
Echtes Geißblatt, Wohlriechendes Geißblatt, Jelängerjelieber

17. Hornbeam *[Carpinus betulus]*
Weißbuche oder Hainbuche

18. Impatiens *[Impatiens glandulifera]*
Drüsentragendes Springkraut

19. Larch *[Larix decidua]*
Europäische Lärche

20. Mimulus *[Mimulus guttatus]*
Gefleckte Gauklerblume

21. Mustard *[Sinapis Arvensis]*
Gelber Ackersenf

22. Oak *[Quercus robur]*
Stieleiche

23. Olive *[Olea europea]*
Olivenbaum, Ölbaum

24. Pine *[Pinus sylvestris]*
Schottische Kiefer

25. Red Chestnut *[Aesculus carnea]*
Rote Kastanie

26. Rock Rose *[Helianthemum nummularium]*
Gelbes Sonnenröschen

27. Rock Water
Wasser aus heilkräftigen Quellen

28. Scleranthus *[Scleranthus annuus]*
Einjähriger Knäuel

29. Star of Bethlehem *[Ornithogalum umbellatum]*
Doldiger Milchstern

30. Sweet Chestnut *[Castanea sativa]*
Esskastanie oder Edelkastanie

31. Vervain *[Verbena officianlis]*
Echtes Eisenkraut

32. Vine *[Vitis vinifera]*
Weinrebe

33. Walnut *[Juglans regia]*
Walnuss

34. Water Violet *[Hottonia palustris]*
Sumpfwasserfeder

35. White Chestnut *[Aesculus hippocastanum]*
Weiße Kastanie oder Rosskastanie

36. Wild Oat *[Bromus ramosus]*
Waldtrespe, Allseitswendige Trespe

37. Wild Rose *[Rosa canina]*
Hundsrose

38. Willow *[Salix vitellina]*
Gelbe Weide, Dotterweide

Autorin

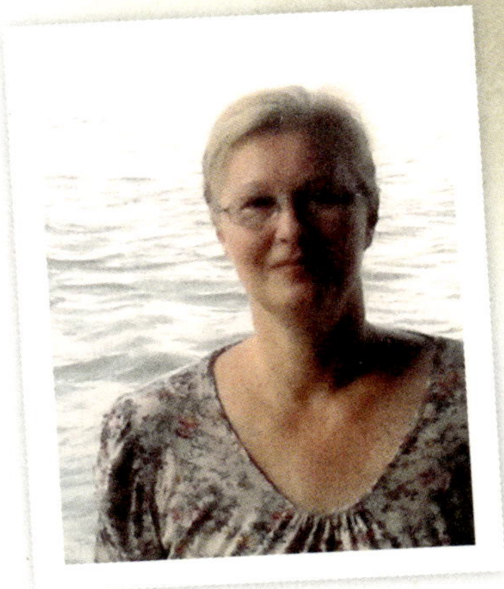

Daniela Latzko

studierte Musik und absolvierte nach Jahren vorwiegend künstlerischer Tätigkeit die Ausbildung zur Bachblüten-Beraterin (IMS). Sie gibt Kurse und Beratungen zum Thema Selbsthilfe mit Bachblüten.

Daniela Latzko lebt und praktiziert in Klosterneuburg.

Kontakt:
Daniela Latzko
daniela.latzko@gmx.at

Pflanzenfotos von Christine Schumann

Die englischen Originaltexte von Dr. Bach stammen aus:
Bach, Edward: The Twelve Healers and Other Remedies.
Essex: The C. W. Daniel Company Ltd. 1979.
(Erstauflage 1933)

freya BUCHTIPPS

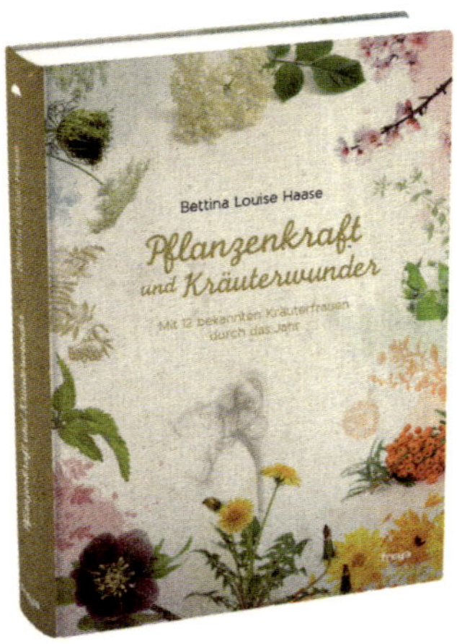

Bettina Louise Haase

Pflanzenkraft und Kräuterwunder

Mit 12 bekannten Kräuterfrauen durch das Jahr

Für jeden Monat im Jahreslauf steht eine dieser weit über die Grenzen ihrer Länder bekannten Kräuterfrauen, die sich durch ihre große Naturverbundenheit auszeichnen. Sie alle berichten über persönliche Rituale im Rhythmus der Jahreszeiten.

ISBN 978-3-99025-158-4

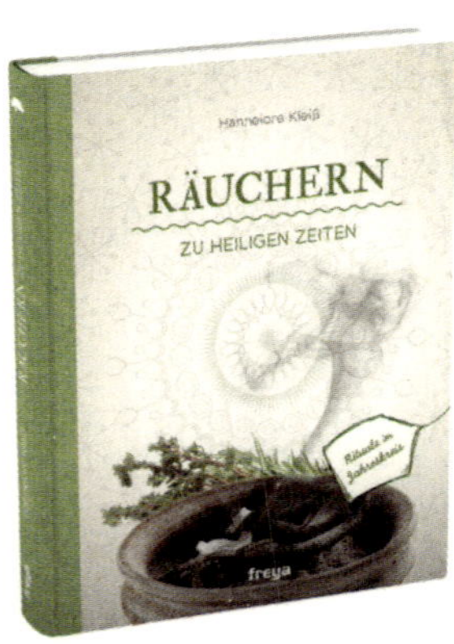

Hannelore Kleiß

Räuchern zu heiligen Zeiten

Rituale im Jahreskreis

Es ist eine Einladung, die acht wichtigen Schwellenfeste eines Jahres bewusst zu feiern und durch entsprechende Räucherungen zu unterstützen. Kinder und Erwachsene entdecken die alten Räucherpflanzen der Heimat und finden Inspirierendes aus der eigenen Kultur.

ISBN 978-3-99025-214-7